U0237296

国民营养科普丛书
——心血管疾病膳食指导

主　审　吴　凡
主　编　朱珍妮
副主编　臧嘉捷　汪正园

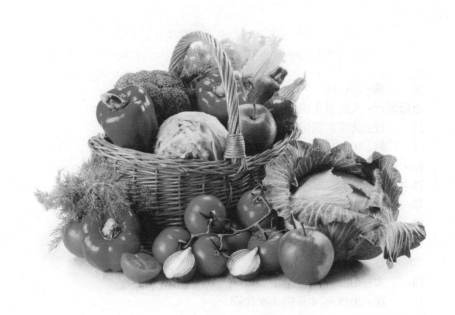

人民卫生出版社
·北京·

图书在版编目（CIP）数据

心血管疾病膳食指导 / 朱珍妮主编 . —北京：人
民卫生出版社，2022.2（2025.4 重印）
（国民营养科普丛书）
ISBN 978-7-117-30333-0

Ⅰ . ①心… Ⅱ . ①朱… Ⅲ . ①心脏血管疾病 – 膳食营
养 Ⅳ . ①R54②R151.4

中国版本图书馆 CIP 数据核字（2020）第 147233 号

人卫智网	www.ipmph.com	医学教育、学术、考试、健康，购书智慧智能综合服务平台
人卫官网	www.pmph.com	人卫官方资讯发布平台

国民营养科普丛书——心血管疾病膳食指导
Guomin Yingyang Kepu Congshu——Xinxueguan Jibing Shanshi Zhidao

主　　编：朱珍妮
出版发行：人民卫生出版社（中继线 010-59780011）
地　　址：北京市朝阳区潘家园南里 19 号
邮　　编：100021
E‑mail：pmph @ pmph.com
购书热线：010-59787592　010-59787584　010-65264830
印　　刷：北京盛通数码印刷有限公司
经　　销：新华书店
开　　本：710×1000　1/16　印张：8.5
字　　数：144 千字
版　　次：2022 年 2 月第 1 版
印　　次：2025 年 4 月第 2 次印刷
标准书号：ISBN 978-7-117-30333-0
定　　价：39.00 元

打击盗版举报电话：010-59787491　E-mail：WQ @ pmph.com
质量问题联系电话：010-59787234　E-mail：zhiliang @ pmph.com

编 者

（以姓氏笔画为序）

申　琦　华东师范大学
史泽环　上海市疾病预防控制中心
朱珍妮　上海市疾病预防控制中心
许柏青　华东疗养院
孙建琴　复旦大学附属华东医院
汪正园　上海市疾病预防控制中心
沈　健　上海中医药大学附属曙光医院
陈非儿　上海市疾病预防控制中心
金　伟　上海市疾病预防控制中心
董　晨　上海市疾病预防控制中心
臧嘉捷　上海市疾病预防控制中心

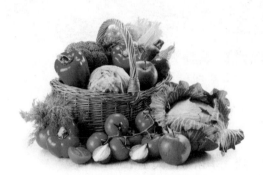

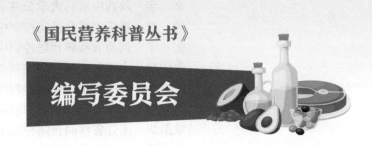

《国民营养科普丛书》

编写委员会

编委会主任	刘金峰	国家卫生健康委员会食品安全标准与监测评估司
	高　福	中国疾病预防控制中心
	卢　江	中国疾病预防控制中心
科学顾问	王陇德	中国工程院院士
	陈君石	中国工程院院士
	杨月欣	中国营养学会理事长
	杨晓光	中国疾病预防控制中心营养与健康所研究员
主　　编	丁钢强	中国疾病预防控制中心营养与健康所
	田建新	国家卫生健康委员会食品安全标准与监测评估司
	张志强	全国卫生产业企业管理协会
副 主 编	张　兵	中国疾病预防控制中心营养与健康所
	刘爱玲	中国疾病预防控制中心营养与健康所
	徐　娇	国家卫生健康委员会食品安全标准与监测评估司
编　　者	（按姓氏汉语拼音排序）	
	戴　月	江苏省疾病预防控制中心
	龚晨睿	湖北省疾病预防控制中心
	郭战坤	保定市妇幼保健院
	李绥晶	辽宁省疾病预防控制中心
	李晓辉	成都市疾病预防控制中心
	梁　娴	成都市疾病预防控制中心
	刘长青	河北省疾病预防控制中心
	刘丹茹	山东省疾病预防控制中心

栾德春　辽宁省疾病预防控制中心
苏丹婷　浙江省疾病预防控制中心
辛　宝　陕西中医药大学公共卫生学院
熊　鹰　重庆市疾病预防控制中心
张　丁　河南省疾病预防控制中心
张俊黎　山东省疾病预防控制中心
张书芳　河南省疾病预防控制中心
张同军　陕西省疾病预防控制中心
章荣华　浙江省疾病预防控制中心
赵　耀　北京市疾病预防控制中心
周永林　江苏省疾病预防控制中心
朱文艺　陆军军医大学新桥医院
朱珍妮　上海市疾病预防控制中心

编委会专家组（按姓氏汉语拼音排序）

陈　伟　北京协和医院
丁钢强　中国疾病预防控制中心营养与健康所
葛　声　上海市第六人民医院
郭云昌　国家食品安全风险评估中心
黄承钰　四川大学
刘爱玲　中国疾病预防控制中心营养与健康所
楼晓明　浙江省疾病预防控制中心
汪之顼　南京医科大学
王惠君　中国疾病预防控制中心营养与健康所
王志宏　中国疾病预防控制中心营养与健康所
吴　凡　复旦大学
杨振宇　中国疾病预防控制中心营养与健康所
易国勤　湖北省疾病预防控制中心
张　兵　中国疾病预防控制中心营养与健康所
张　坚　中国疾病预防控制中心营养与健康所
张　倩　中国疾病预防控制中心营养与健康所
朱文丽　北京大学
周景洋　山东省疾病预防控制中心

编委会秘书组（按姓氏汉语拼音排序）

刘爱玲　中国疾病预防控制中心营养与健康所
马彦宁　中国疾病预防控制中心营养与健康所

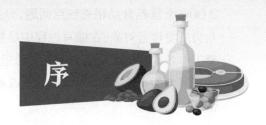

随着我国社会经济快速发展,国民营养健康状况得到明显改善,同时也伴随出现新的问题和挑战。一方面,人民群众对营养健康知识有着强烈渴求,另一方面,社会上各种渠道传播的营养知识鱼龙混杂,有的甚至真假难辨。因此,亟须加强科学权威的营养科普宣传,引导人民群众形成真正健康科学的膳食习惯和生活方式,提升人民群众营养素养与水平,切实增强人民群众获得感与幸福感。

为贯彻落实《国民营养计划(2017—2030年)》"全面普及营养健康知识"和健康中国合理膳食行动要求,国家卫生健康委员会食品安全标准与监测评估司委托中国疾病预防控制中心营养与健康所组织编写《国民营养科普丛书》12册,其中《母婴营养膳食指导》《2~5岁儿童营养膳食指导》《6~17岁儿童青少年营养膳食指导》《职业人群营养膳食指导》和《老年人营养膳食指导》详细介绍了不同人群的营养需求和膳食指导;《常见食物营养误区》和《常见食品安全问题》对居民关注的营养与食品安全的热点问题及存在误区进行了详细解答;《身体活动健康指导》和《健康体重管理指导》详细介绍了不同人群的身体活动建议以及如何保持健康体重;《常见营养不良膳食指导》《糖尿病膳食指导》《心血管疾病膳食指导》针对不同疾病的营养需求给出了有针对性和实用性的指导。

丛书围绕目前我国居民日常生活中遇到的、关心的问题,结合营养食品科研成果和国内外动态,力求以通俗易懂的语言向大众进行科普宣传,客观、全面地普及相关营养知识。丛书采用一问一答、图文并茂的编写形式,努力做到深入浅出,整体形成一套适合不同人群需要,兼具科学性、实用性、指导性的营养科普工具书。

　　丛书由 100 多位营养学、医学、传播学及健康教育等相关领域的专家学者共同撰写,历经了多次研讨和思考,针对不同人群健康需求,凝练了近2 000 个营养食品相关热点问题,分类整理并逐一解答。丛书以广大人民群众为主要读者对象,在编写过程中尽量避免使用专业术语,同时也可为健康教育工作者提供科学实用的参考。希望丛书的出版能够成为正确引导广大居民合理膳食的有益工具,为促进营养改善和慢性病防治、提升居民营养素养提供帮助。

编委会

2022 年 1 月

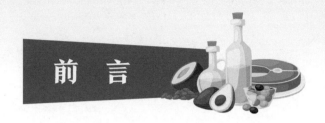

前　言

《史记》中记载"民以食为天"，说的是人民以粮食为自己生活所系。在生产资料不充足的情况下，能吃饱饭，是天大的事，关乎生存。到了今天，大部分人都不用再为吃饱饭而操心，是否"食"就不再是天大的事了呢？事实上，"食"仍然是天大的事。当今社会，人民生活富足，食物供给充沛，尽管没了吃不饱吃不好的烦恼，但由于能量摄入过剩、饮食不均衡造成的健康问题，正威胁着生活质量乃至生命。

心血管病是由心脏和血管疾患引起的，包括冠心病（心脏病发作）、脑血管疾病（中风）、高血压（血压升高）、周围血管疾病、风湿性心脏病、先天性心脏病、心力衰竭以及心肌病。《中国心血管病报告2018》中描述，我国心血管病患病率及死亡率仍处于上升阶段，心血管病是死亡的主要原因，其死亡率高于肿瘤及其他疾病。从生活经验来看，城市中物质条件更好，吃得好动得少，容易得"富贵病"，心血管病是城市居民需要关注的事儿。但实际情况并非如此。近几年来，农村心血管病死亡率持续高于城市。应该说，不管是城市居民还是农村居民，防治心血管病都刻不容缓。

不健康的饮食、使用烟草和缺乏身体活动是心血管病的主要病因。均衡合理的饮食、远离烟草、适度的运动，是预防心血管病的有效方法。如果已经得了心血管病，也不要过于惊慌，逐步纠正不良饮食和生活方式，控制病情，预防并发症，仍然可以享受高质量的生活。

本书由从事人群营养研究、临床营养、临床内科、中医内科、传媒等专业人员共同编撰，适用于处于亚健康、心血管病患病前期或已患心血管病的人群。编撰人员将营养科学知识以通俗化、生活化的方式呈现给广大读者，以期增加阅读趣味,增长营养健康知识,预防和减少心血管病事件的发生,提高健康水平。

最后,祝各位读者在物质充沛的时代,健康饮食,享受高质量的生活!

主编

2022 年 1 月

目 录

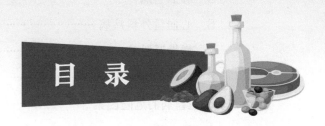

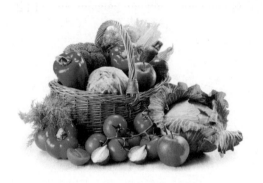

一、认识食物的营养

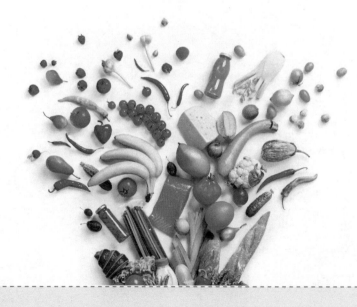

民以食为天,在人类繁衍生息的过程中,饮食对人类的生存无疑具有至关重要的作用。从最开始的狩猎采集,到后来的农业种植,再到现代大规模地生产并提取合成新的食品原料,食物在整个生命体的生存进化中发挥着不可替代的作用。根据不同的营养价值,生活中常见食物的分类有:谷薯类、蔬菜、水果、禽畜肉类、动物内脏、水产品、大豆类及其制品、奶类及其制品、坚果、油脂、调味品和其他类食物。每一种食物发挥的营养作用不同,只有合理搭配,营养均衡,才能促进健康。本章简要介绍各类食物的营养价值,有助读者快速了解食物营养概况。

I. 谷薯类

谷类食物可提供丰富的碳水化合物(谷类中碳水化合物含量 65%~80%),脂肪含量一般不超过 10%。谷类食物根据含有膳食纤维的多少,分为粗粮和细粮。

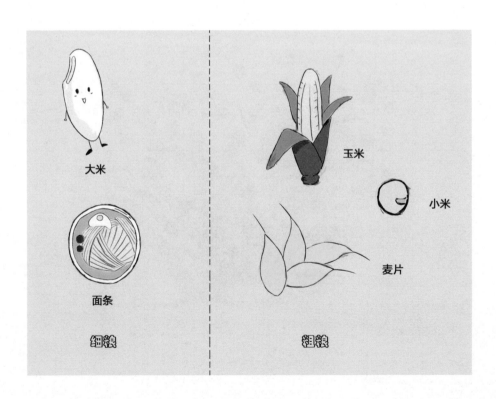

随着生活水平不断提高,精白米面成为常见的食物。当前提倡粗细搭配,即在选择精白米面的同时搭配适量的粗粮,这样有利于控制体重,减缓肠道对糖分、油脂的吸收,可以降低肥胖、糖尿病、高血压等慢性病的发病风险。

全谷物是指完整、碾碎、破碎或压片的谷物,其基本组成包括淀粉质胚乳、胚芽与皮层,各组成部分的相对比例与完整颖果一样。全谷物不仅含有丰富的 B 族维生素、镁、铁和膳食纤维,还含有有益健康的植物化学物。小米、玉米、燕麦、全麦粉、高粱米、荞麦等都属于全谷物,虽然口感粗糙,但其含有的营养物质,可降低 2 型糖尿病、心血管病、结直肠癌的风险,控制体重增加,维持血脂的健康状态。

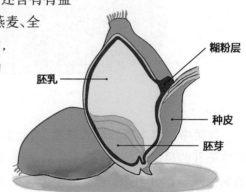

全谷物中含量较少的赖氨酸,在杂豆类中则含量丰富,若与全谷物搭配食用,可以起到营养补充作用。杂豆是指除大豆以外的红豆、绿豆、芸豆、花豆等。薯类包括马铃薯(土豆)、甘薯(红薯、山芋)、芋头、木薯、山药等,不仅含有丰富的碳水化合物,易被人体吸收,而且其蛋白质和脂肪含量较低。薯类食物含有丰富的膳食纤维,可促进肠道蠕动,预防便秘。

2. 蔬菜

蔬菜一般含水分 90% 以上,是人体膳食纤维、维生素、矿物质及植物化学物的重要来源,深色蔬菜的营养价值相对高于浅色蔬菜。

(1) 深绿色蔬菜:菠菜、芹菜、韭菜、油菜(青菜)、香菜、包菜、青色大白菜、雪里蕻(咸菜常见的原料)等。

(2) 红色和橘黄色蔬菜:番茄、胡萝卜、南瓜、红菜头等。

(3) 紫红色蔬菜:紫甘蓝、紫茄子、红苋菜等。

(4) 十字花科蔬菜:①白菜类,如小白菜、菜心、大白菜、紫菜薹、红菜薹等;②甘蓝类,如椰菜(卷心菜)、椰菜花(花菜)、芥蓝、青花菜、球茎甘蓝等;③芥菜类,如叶芥菜、茎芥菜(头菜)、根芥菜(大头菜)、榨菜等;④萝卜类;⑤水生蔬菜类。

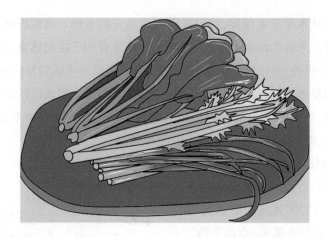

　　蔬菜中含有丰富的膳食纤维,因此多吃蔬菜有利于维持健康体重,降低发生肥胖的风险,同时有益于降低血糖、血压,降低 2 型糖尿病和心血管病的发生风险。并且,由于蔬菜中所含的营养素及其他活性成分,还能预防癌症。

　　根据 2010—2012 年中国居民营养与健康状况监测结果,我国居民蔬菜摄入量只达到了推荐摄入量的一半多。对于心血管病患者来说,尤其应争取达到每天 500 克蔬菜摄入量。选用蔬菜时,首先鼓励选择新鲜和应季蔬菜,

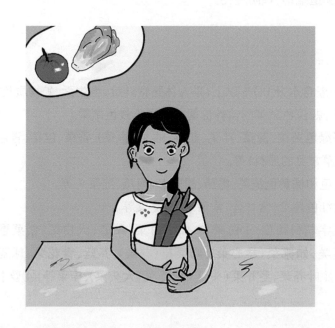

要注意增加绿叶蔬菜的摄入,深色蔬菜应占一半,同时增加十字花科蔬菜、菌藻类等的摄入。

3. 水果

新鲜水果中含水分较多,可达到85%~90%,并且含有丰富的碳水化合物、矿物质、膳食纤维以及植物化学物。

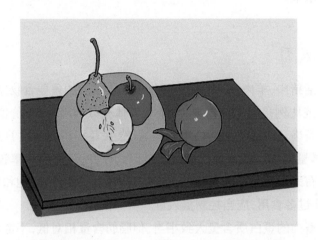

水果中富含矿物质,主要矿物质有钾、镁、钙等,钠含量较低,还含有较多的植物化学物质,如有机酸、类胡萝卜素、类黄酮、芳香物质等,能刺激消化腺的分泌,增进食欲,有助于保护维生素C不受破坏,具有抗氧化性,可以促进多种矿物质吸收。

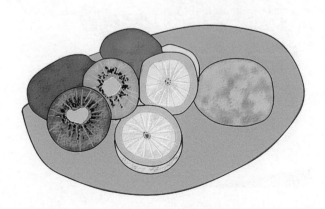

（1）含糖高的水果：葡萄、西瓜、菠萝、芒果。

（2）含糖低的水果：苹果、梨、桃、李子、樱桃、柚、柑。

水果富含膳食纤维，能缩短食物残渣在肠道通过时间，并可与潜在的致癌物结合，促进其排出；同时富含维生素C，具有抗氧化作用；水果体积大而能量密度较低，能增强饱腹感，从而降低能量摄入。根据2010—2012年中国居民营养与健康状况监测结果，我国居民水果摄入量不足推荐摄入量的1/6。心血管病患者应争取达到每天250克水果的摄入量。选择水果时，应选择新鲜和当季的水果。

4. 畜禽肉

畜肉包括猪肉、羊肉、牛肉等，是提供人体蛋白质的重要食物来源，其必需氨基酸的构成比例接近人体需要，易于被人体充分利用，营养价值高，属于优质蛋白质。畜肉还可提供脂溶性维生素A、维生素E和水溶性B族维生素以及铁、锌等微量元素。铁主要以血红蛋白形式存在，消化吸收率较高，人体适量食用畜肉有助于预防和纠正贫血。但是，畜肉一般能量高，饱和脂肪酸比例大，所以不能过多食用，应当控制摄入量。

禽肉与畜肉的蛋白质含量大致相当，但脂肪含量相对低，不饱和脂肪酸含量较高，脂肪酸组成优于畜肉中的脂肪。禽肉中含有丰富的矿物质，其中钾的

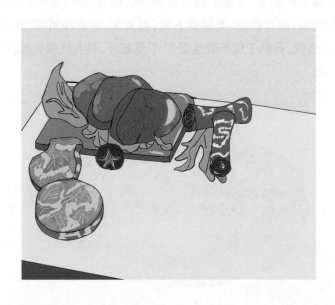

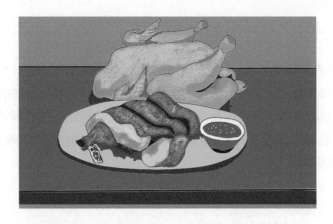

含量最高,钾对于预防高血压具有重要作用,补钾可以使血压降低;禽肉中的锌、硒含量也较高,其硒的含量高于畜肉,硒具有抗氧化和增强免疫的作用,有益于维持心血管系统的健康。

畜肉类含有较多饱和脂肪,不利于维持心血管系统的健康,心血管病患者应控制摄入的量,优选禽肉,以瘦肉为主,同时,应少吃烟熏、腌制以及加工肉类。

5. 动物内脏

动物内脏一般指动物的心脏、肝脏、胃、肾脏、肠、脑等。

内脏中虽含有丰富的维生素 A、铁、锌等多种微量营养素,但饱和脂肪酸、胆固醇含量高,故不宜多吃。

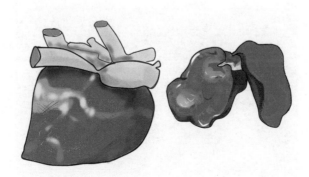

6. 水产品

鱼肉含有的优质蛋白,易被人体消化吸收,吸收率大于95%,尤其适合患者、老年人和儿童食用。鱼肉的脂肪含量低,其中多不饱和脂肪酸的含量高于禽畜肉的脂肪,有助于降低胆固醇和甘油三酯,对心脑血管病有很好的防治作用。此外,鱼肉中还含有钙、磷等矿物质及维生素A、维生素D等,有益于维持心血管系统的健康。

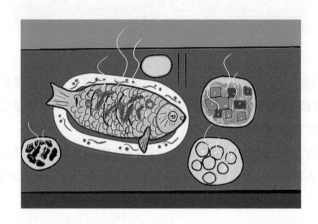

除鱼类外,其他水产动物还包括甲壳类和软体动物,如虾、蟹、扇贝、乌贼等。其他水产品蛋白质含量多,脂肪和碳水化合物含量低,维生素含量与鱼类相近,钙、钾、铁、锌等矿物质含量丰富,含量为1.0%~1.5%。其他水产品中,河虾含钙量较高,牡蛎、扇贝含锌量较高,河蚌、田螺含铁量较高。

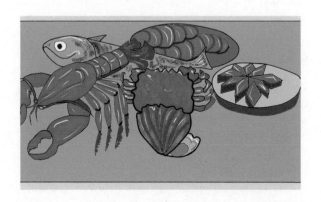

心血管病患者可以适量选择一些水产品,在控制总量的前提下,鼓励用水产品代替部分畜禽肉的摄入。

7. 蛋类

蛋类蛋白质含量较高,且蛋黄的蛋白质含量高于蛋白的,其氨基酸组成与人体最为接近,所以优于其他动物性蛋白。B族维生素、钙、磷、铁、锌等矿物质主要存在于蛋黄中,蛋黄也是磷脂的主要来源,但其胆固醇含量比较高。

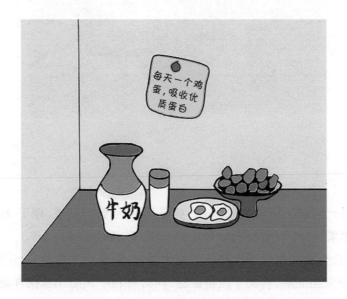

8. 大豆类及其制品

大豆包括黄豆、青豆、黑豆等,以黄豆比较常见。大豆含丰富的优质蛋白质、必需脂肪酸、B族维生素、维生素E等营养素,且含有磷脂、低聚糖以及异黄酮、植物固醇等多种植物化学物质。大豆可以补钙、抗骨质疏松,阻碍胆固醇在血管中沉积,防止动脉粥样硬化,并对改善更年期症状具有辅助作用。大豆是重要的优质蛋白质来源,可与肉类蛋白质相媲美,故也被称为"田中之肉"。

过多消费肉类会对健康产生不利影响,在减少肉类摄入时,可以适当多吃大豆及其制品,补充优质蛋白的摄入量。

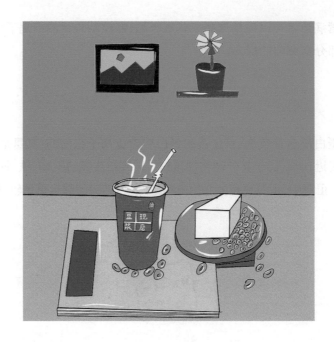

᠑. 坚果

坚果分为两类：树坚果和种子。树坚果包括杏仁、腰果、榛子、核桃、开心果、夏威夷果等；种子包括花生、葵花子、南瓜子、西瓜子等。

坚果含有的油脂以不饱和脂肪酸为主，必需脂肪酸含量高，还富含卵磷脂，可以降低胆固醇，有助于改善血糖，同时有利于预防动脉粥样硬化、高血压、冠心病等。但是，不可忽视的是，坚果含有大量脂肪，堪称"素食界的肥肉"，不宜多吃，避免能量过剩。

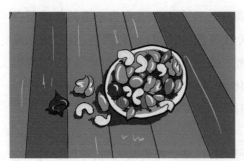

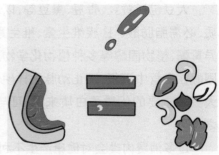

10. 奶及奶制品

　　奶及奶制品能够提供优质蛋白、丰富的钙和维生素。其中的钙容易被人体吸收,是膳食中钙的最佳来源,具有防治骨质疏松、降低高血压的作用。

　　常见的奶及奶制品有全脂奶、脱脂奶、低脂奶、奶粉、酸奶、炼乳、奶酪等。

　　乳糖不耐受(即饮奶后发生腹胀、腹泻)、消化不良的人可选用酸奶;超重肥胖、高血脂、心血管病的人适宜选低脂奶或脱脂奶,以减少能量和动物脂肪的摄入。

　　要注意的是,奶油以饱和脂肪酸为主,不推荐食用。含乳饮料,比如奶茶,不是奶制品,其营养价值远低于奶制品,且含有较高的添加糖,不推荐食用。

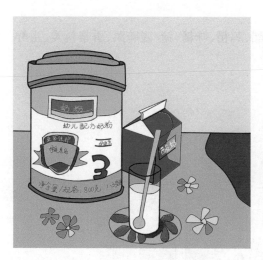
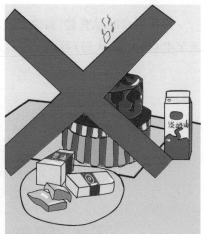

11. 油脂

　　油脂分为植物油和动物油,因为两者脂肪酸的构成比不同,对健康的影响也不同。饱和脂肪酸会升高血胆固醇,增加心脑血管病风险;多不饱和脂肪酸有降低血胆固醇的作用;单不饱和脂肪酸主要是油酸,对降低血胆固醇、三酰甘油和低密度脂蛋白胆固醇有益。

　　多数植物油中的脂肪以不饱和脂肪酸为主,并含有少量植物固醇,如花生油、豆油、玉米油、葵花子油等;橄榄油、茶油富含单不饱和脂肪酸;饱和脂肪酸主要存在于动物脂肪、棕榈油、椰子油中。

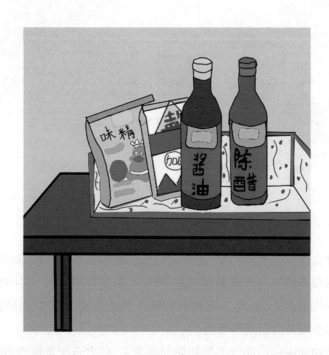

多数动物油中饱和脂肪酸含量较高,还含有较多量的胆固醇,不利于维持心血管系统的健康,如猪油、牛油、羊油等。鱼油中含有较多不饱和脂肪酸,深海鱼油中还含有 ω-3 多不饱和脂肪酸,对血脂异常有辅助改善的作用,有益于心血管系统的健康。

需要注意的是,无论动物油还是植物油,相同重量的油脂所产生的能量都是一样的,过量食用都会造成体内脂肪过多堆积,引起超重肥胖,升高血脂,增加心血管病发生的风险。

12. 调味品

常用的调味品有盐、酱油、酱、醋、鸡精、味精、糖、酱腌菜、香辛料类、生鲜蔬菜类(如大蒜、大葱)等。

大多数调味品钠含量较高，长期摄入过量的钠容易增加高血压发生的风险。已患有高血压、心血管病的人应选择少吃钠含量高的食物。在烹调菜肴时，推荐使用多种香料调味，不仅可以丰富食物的香味，还可以起到减少用盐量的作用。另外，还可以用醋、柠檬汁等调味，代替酱油等富含钠的调味品。如果口味较重，一时难以适应清淡口味，可以尝试选择用酱油代替部分盐的使用，逐步减少钠的摄入。

二、心血管病的
膳食指导

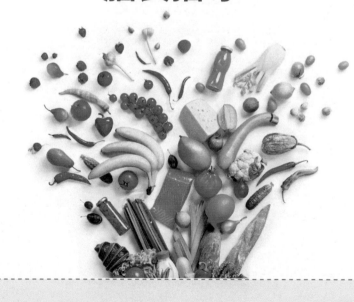

心血管病是心脏和血管疾患引起的,包括冠心病(心脏病发作)、脑血管疾病(中风)、高血压(血压升高)、周围血管疾病、风湿性心脏病、先天性心脏病、心力衰竭以及心肌病。心血管病是一类严重威胁人类的常见病,具有高患病率、高致残率和高死亡率的特点。全世界每年死于心血管病的人数高达1 500万人,居各种死因首位。即使应用目前最先进、完善的治疗手段,仍有50%以上的脑血管意外幸存者生活不能完全自理。健康的饮食和生活习惯对心血管病的预防和治疗具有重要意义。本章节简要介绍心血管病的分类和危险因素,并对心血管病的膳食指导原则进行介绍。

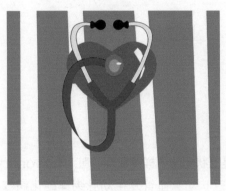

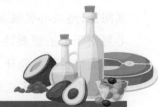

（一）心血管病的分类

1. 脑血管病

　　脑血管病(cerebrovascular disease)是指脑部动脉或营养脑的颈部动脉发生病变,从而引起颅内血液循环障碍、脑组织受损的疾病,医学上又称为"脑卒中",中医称之为"中风"。脑卒中可以分为缺血性脑卒中和出血性脑卒中两大类。缺血性脑卒中,俗称"脑梗死",主要包括脑血栓形成和脑栓塞两种。脑血栓形成是由于动脉狭窄,管腔内逐渐形成血栓而最终阻塞动脉所致。脑栓塞是由血栓脱落或其他栓子进入血流中阻塞脑动脉引起。近年来,由于对高血压的有效防治,出血性脑血管病已有减少,其发生率约占脑血管病总数的40%左右。不过一旦发生脑出血,往往病情比较严重,病死率也增加。

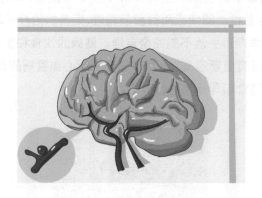

2. 冠心病

冠心病的全称是冠状动脉粥样硬化性心脏病(coronary atherosclerotic heart disease),是冠状动脉血管发生动脉粥样硬化病变而引起血管腔狭窄或阻塞,造成心肌缺血、缺氧或坏死而导致的心脏病,常常被称为"冠心病"。心脏对于人的重要性,就好比发动机和汽车的关系。汽车少个轮胎、缺个天窗和大灯也照样能开,可是一旦没了发动机,就不能称之为汽车了,最多也只能就算个模型。人也一样,缺胳膊少腿甚至脑死亡,只要心脏还在跳动,从伦理上就认为还"活着",但只要心脏不跳动了且无自主性呼吸运动,传统上就认

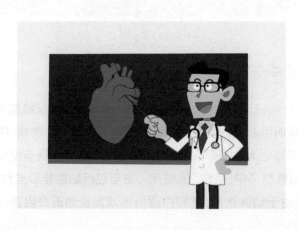

为人去世了。如果把心脏比喻成是人体生命动力之源——发动机,那么冠状动脉就是心脏的供油管道,一旦供油管道出了问题,机器运行就不畅了,可见冠心病对于人体健康的危害程度。

目前世界卫生组织将冠心病分为 5 大类:无症状心肌缺血(隐匿性冠心病)、心绞痛、心肌梗死、缺血性心力衰竭(缺血性心脏病)和猝死。典型的冠心病表现为因体力活动、情绪激动等诱发,突感心前区疼痛,多为发作性绞痛或压榨痛,也可为憋闷感。疼痛从胸骨后或心前区开始,向上放射至左肩、臂,甚至小指和无名指,休息或含服硝酸甘油可缓解。然而,实际上,越来越多的冠心病症状并不典型,仅仅表现为心前区不适、心悸或乏力,或以胃肠道症状为主。某些患者甚至可能没有疼痛,多为老年人和糖尿病患者。

3. 心律失常

心律失常(arrhythmia)是由于窦房结激动异常或激动产生于窦房结以外,激动传导缓慢、阻滞或经异常通道传导,即心脏活动的起源和 / 或传导障碍导致心脏搏动的频率和 / 或节律异常。心律失常是心血管病中重要的一组疾病。它可单独发病,亦可与其他心血管病伴发。其预后与心律失常的病因、诱因、演变趋势、是否导致严重血流动力障碍有关,可突然发作而致猝死,亦可持续累及心脏而致其衰竭。

4. 心力衰竭

心力衰竭(heart failure)简称心衰,是指由于心脏的收缩功能和 / 或舒张功能发生障碍,不能将静脉回心血量充分排出心脏,导致静脉系统血液淤积,动脉系统血液灌注不足,从而引起心脏循环障碍综合征。此种障碍综合征集中表现为肺淤血、腔静脉淤血。

5. 肺血管病

肺血管疾病指肺血管结构和 / 或功能异常引起的局部或整体肺循环障碍的疾病统称。肺血管疾病包括获得性和先天性肺血管病,大血管和小血管受累的肺血管病,肺动脉受累和肺静脉受累,以及肺毛细血管受累的肺血管病;

临床上包括了肺栓塞、肺动脉高压、各类肺血管畸形。其中特别是肺栓塞和肺动脉高压,正逐渐被定义为严重影响卫生保健负担的重要疾病,处理极为棘手,致死率和致残率高。

6. 心血管外科疾病

心血管外科包括了先天性心脏病、冠状动脉病变、瓣膜性心脏病等适宜手术治疗的疾病。其中,对社会影响最大的就是小儿先天性心脏病。

先天性心脏病是先天性畸形中最常见的一类,约占各种先天畸形的28%,指在胚胎发育时期由于心脏及大血管的形成障碍或发育异常而引起的解剖结构异常,或出生后应自动关闭的通道未能闭合(在胎儿属正常)的情形。我国每年新增先天性心脏病患者15万~20万。

7. 慢性肾脏病

慢性肾脏病(chronic kidney disease,CKD)是指各种原因引起的慢性肾脏结构和功能障碍(肾脏损害病史大于3个月),包括肾小球滤过率正常和不正常的病理损伤,血液或尿液成分异常,影像学检查异常,或不明原因肾小球滤过率下降超过3个月。引起慢性肾脏病的疾病包括各种原发的、继发的肾小球肾炎、肾小管损伤和肾血管的病变等。根据肾小球滤过率可以将慢性肾脏病分为5期,早期发现和早期干预可以显著地降低慢性肾脏病患者的并发症发生风险,明显地提高生存率。对于慢性肾脏病的治疗,包括原发病的治疗、各种危险因素的处理以及延缓慢性肾功能不全的进展,当慢性肾脏病患者进展至5期时,应及时进行肾脏替代治疗。

8. 外周动脉疾病

外周动脉疾病(peripheral artery disease,PAD)指冠状动脉和颅内动脉以外其他动脉的疾病,包括下肢动脉粥样硬化性疾病(lower extremity atherosclerotic disease,LEAD)、颈动脉粥样硬化性疾病(carotid atherosclerotic disease,CAD)及肾动脉狭窄(RAS)等,是仅次于冠心病和脑卒中的第三大动脉粥样硬化性疾病。

下肢动脉粥样硬化性疾病，是在老年人群中最常见的一种动脉疾病，指在血管壁上形成脂质斑块而使血管壁变得僵硬。斑块主要由胆固醇、钙和纤维组织构成，导致动脉管腔变得狭窄甚至完全闭塞，血流减少，下肢缺少足够的氧维持正常功能。在严重的外周动脉疾病中，有时会出现肢端溃疡，如果不改善局部的血液循环，这些溃疡会变干变黑，最后出现肢端坏死。

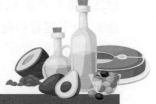

（二）心血管病的危险因素

Ⅰ. 高血压

长期的高血压会导致人体两大重要器官——心脏和血管的损害，首先是对心脏的损害，长期高血压会引起心脏肥大。如果把肥大的心脏和正常的心脏放在一起，那场景就像把一个满身肌肉的健美运动员和一个身材匀称的普通人放在一起。但是肥大的心脏与充满力量的健美运动员不一样，它在人体内泵血的时候反而变得更"虚弱"了，心脏功能相比正常心脏是下降的。而心

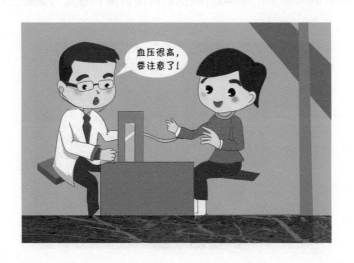

脏肥大的原因,主要是长期高血压导致体内某些化学物质增加,这些化学物质刺激心脏肌肉,导致细胞变大变粗。等到心脏变成一个"健美运动员"的时候,我们就称其为高血压心脏病。其次是对血管的损害,全身小动脉的病变主要表现是血管狭窄,导致人体重要器官如心、脑、肾缺血。就好比大楼里的自来水管道堵了,引起了缺水。脑子里的血管狭窄缺血了,就是脑卒中(中风),后遗症是手脚瘫痪、不会说话,严重的就变成了植物人。肾脏里的血管狭窄缺血了,会引起肾功能的下降,导致肾脏排毒功能下降,后果是全身中毒,危及生命。

2. 吸烟

研究表明,吸烟是心血管病的主要危险因素之一,吸烟可以增加心血管病发病的风险。在六个增加心肌梗死的风险因素中,吸烟仅次于血脂紊乱,位列第二。有权威科学研究指出,无论年龄、收缩压和胆固醇水平如何,吸烟者在10年内致死性心血管病风险高出不吸烟者2倍。另有权威科学研究指出,吸烟相关的心血管病风险在年轻吸烟者中最高。大于60岁的吸烟者心脏病发作风险是不吸烟者的至少2倍,而小于50岁的吸烟者是不吸烟者的5倍多。

此外,心血管病风险大小与暴露于烟草的水平相关。国外一项科学研究发现,如果不吸烟者患缺血性心脏病的相对危险度为1,每天吸1支烟,那么相对危险度会升至1.39,如果每天吸20支烟,相对危险度便增加到1.78。在小于65岁的人群中已观察到,吸烟的持续时间和程度与缺血性心脏病死

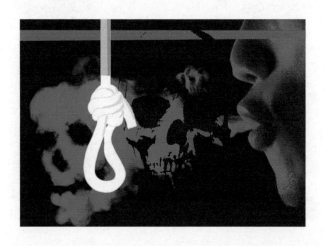

亡率有显著的量效关系,如果每天多吸 1 支烟,急性心肌梗死的风险会增加 5.6%。无论男性还是女性,吸烟均增加心肌梗死和致死性冠心病的风险。即使低焦油量的香烟也可增加心血管病危险。被动吸烟者的尼古丁吸入量虽然只有主动吸烟者的 1%,但冠心病风险也会升高,达到 30%(主动吸烟者为 80%)。

3. 血脂异常

心血管病防控的核心策略就是综合风险控制,其中危害最大的就是"三高"(高血压、高血糖和高血脂)问题,特别是血脂异常防控工作明显滞后于高血压和糖尿病,国家层面还没有采取切实行动,血脂异常防治"三率"(血脂异常知晓率、治疗率、控制率)仍处于较低水平。而且从流行趋势来看,血脂异常是患病率增长最快并且国民暴露水平最高的心血管病危险因素,不可不防。

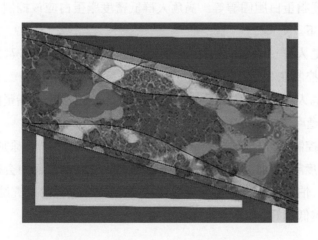

我国权威调查数据显示,中国≥18 岁的人群血脂异常的患病率为 40.4%,10 年间我国成人血脂异常患病率大幅上升。总体男性高于女性,城市高于农村。

我国居民所患心血管病以缺血性心血管病(包括冠心病和脑血栓)为主,其病理基础是动脉粥样硬化。血脂异常是引发这些疾病的主要危险因素之一。血脂包含胆固醇、甘油三酯、脂蛋白等不同成分。其中,胆固醇包括低密度脂蛋白胆固醇(俗称"坏"胆固醇)和高密度脂蛋白胆固醇(俗称"好"胆固醇)。"坏"胆固醇升高是心肌梗死的"元凶",脑血栓的"帮凶"。血脂异常的防治就是要保持血中较低的"坏"胆固醇和甘油三酯水平,保持较高的"好"胆固醇水平。当前,血脂异常的首要治疗目标是降低"坏"胆固醇。

很多自认为身体很好的朋友都是在体检时发现血脂异常的,也有些人拿到化验单后看到自己的数值在参考"正常值"范围内,欣欣然觉得自己血脂正常。实际上,一个人的血脂究竟是否达标还需要进一步细分,不能搞"一刀切",也就是说,每个人的血脂达标线是不一样的。目前将心血管危险人群分为极高危、高危、中危、低危四个等级。

(1)极高危人群:一类是同时患有冠心病和糖尿病的人群;另一类是曾有急性心肌梗死或不稳定心绞痛发作的人群。极高危患者用他汀类降脂药治疗,要将低密度脂蛋白控制在 2.07 毫摩尔/升以下才算达标。

(2)高危人群:包括患有冠心病、脑卒中、糖尿病、慢性肾病中任何一种疾病者,另外还包括患有高血压的同时存在下列危险因素中的 3 个的患者,即男性年龄大于等于 45 岁、女性大于等于 55 岁、肥胖、吸烟、早发冠心病家族史、低高密度脂蛋白胆固醇等。高危人群低密度脂蛋白应该控制在 2.59 毫摩尔/升以下。

(3)中危人群:指高血压伴有至少 1 个上述危险因素的情况,低密度脂蛋白目标值应控制在 3.37 毫摩尔/升以下。

(4)低危人群:是指只存在 0~1 个危险因素的人,低密度脂蛋白水平应控制在 4.14 毫摩尔/升以下。

上述的控制目标是基本达标线,从中我们可以看到的一个原则就是:心血管病危险程度越高,血脂控制要"越严"。有些人在控制过程中会担心是不是降得太低了,怕太低了出什么问题。其实,从目前全世界的研究结果来看,降脂达标是"越低越好"。

4. 糖尿病

我国成人糖尿病标化患病率为 10.9%,男性略高于女性。根据空腹血糖+餐后血糖指标诊断糖尿病外,糖化血红蛋白指标增加了 0.5% 的总糖尿病患病率。老年人、城市居民、经济发达地区、超重和肥胖者糖尿病患病率更高。糖尿病前期检出率为 35.7%,老年人、超重/肥胖人群以及农村居民的糖尿病前期检出率更高。据估算,50 岁前诊断为糖尿病的患者平均寿命缩短 9 年。

2型糖尿病患者的心血管病发病率非常高,是正常人的2~4倍,主要是在高血糖的影响下,血脂、血小板等物质更容易在动脉管壁沉积,形成血管动脉粥样硬化斑块、堵塞血管。原本正常收缩和舒张的动脉血管,其弹性也在高血糖的毒害下,变得无力,最终造成脑血管病、冠心病、下肢血管动脉硬化以及肾脏病变等。此外,糖尿病引发的心血管系统的微血管病变,可导致自主神经病变、糖尿病性心肌病、糖尿病下肢动脉病变等。与非糖尿病人群相比,糖尿病患者心血管病的发病率、死亡率高,其中心肌梗死的死亡率最高。

5. 超重与肥胖

　　随着社会经济的发展和生活水平的提高、人们饮食结构和生活方式的改变,全球超重或肥胖的发生率呈不断上升的趋势。根据资料统计显示,截至2008年,全球超重或肥胖的成年人近15亿,预计到2030年超重人群将达21.6亿,肥胖人群达11.2亿。我国居民营养与慢性病状况监测结果表明,2012年成年居民的超重率为30.1%,肥胖率为11.9%,超重和肥胖人群超过总人口的1/3。在食物消费结构"西方化"的趋势下,与之相关的心血管病的发生率亦相伴升高,尤其是高血压和冠心病。

　　超重和肥胖与心血管病有哪些具体的联系呢?

　　首先,肥胖导致的动脉粥样硬化是缺血性心脏病的主要病理改变。肥胖特别是以内脏脂肪过多造成的中心性肥胖可导致胰岛素抵抗,即身体对胰岛素敏感性下降,胰岛素抵抗又促使高血压、脂代谢紊乱、糖代谢受损和血浆纤

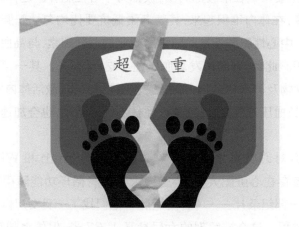

溶酶原激活物抑制剂增加。胰岛素抵抗综合征最终会导致的疾病包括缺血性心脏病所造成的心绞痛、心肌梗死、脑卒中等。

此外，肥胖可对血压产生不利影响。在中国健康与营养项目于1989—2011年调查的5万人的结果显示，体质指数水平与高血压的发病风险呈显著的正相关，证实了超重肥胖是心血管病的危险因素。而且随着体质指数的增加，血压增加，体内脂肪每增加10%，收缩压与舒张压相应平均升高6毫米汞柱和4毫米汞柱。一项在洛阳农村对于超过18岁的1万余名人员的研究表明，腰围水平的变化与高血压的发病风险呈显著的正相关，特别是腰围增加5%以上的人群，高血压发病率增加34%。也就是说，患有"啤酒肚"的人比均匀性肥胖的人患上高血压的风险更高。此外，中国心血管病流行病学多中心协作研究分析表明，成年早期至中年期的体重变化与中年期高血压的患病率也呈显著的正关联。特别要注意在35~59岁之间体重增加12.5千克以上的人，患上高血压的风险提高了整整4倍。2011年一项关于健康状况与老龄化对经济影响的研究表明，超重和肥胖者直接导致医疗费用增加。与体重正常者相比，超重和肥胖者多支出直接医疗费用的风险分别增加15%和36%。可见，控制体重不仅可以提高生活质量，还能减少经济支出，可以说是一举两得的好事。

高血压和肥胖是一对"好兄弟"，形影不离。因为肥胖的人，皮下脂肪会增厚，使毛细血管大大扩充，血液循环量相对增加。在心率正常的情况下，心搏出量大为增加，长期负担过重就会诱发左心肥厚，血压升高。有一种说法是，皮下脂肪增厚1厘米，血管长度增加5千米。尤其是东方人发胖往往先从腹部开始，脂肪主要堆积在下腹部周围，被称为中心性肥胖。这种类型的肥胖者内脏脂肪增多，在体内堆积起来，其胰岛素抵抗要比均匀性肥胖者更为严重，也更难纠正。中心性肥胖还是动脉粥样硬化的危险因素，与高血压、冠心病的发生更为密切。此外，肥胖诱发高血压还与吃、动有关。其一，肥胖者往往会摄入高热量食物及碳水化合物，可引起交感神经兴奋，激活体内肾素-血管紧张素系统，导致血压升高。其二，胖人往往不经常运动，也会加速动脉硬化，诱发高血压。

肥胖也会对心脏直接产生影响。1933年，Smith和Willius初次报道重度肥胖者存在心脏肥大，且心脏肥大与患者循环功能障碍有密切关系。BBC曾拍了一部纪录片——《解剖肥胖》，他们找了一具女尸做解剖，并拍下了整个解剖过程。这个被解剖的女尸身高1.67米，但体重却有107千克，是非常典型的肥胖。女子死于心脏病,死后她的尸体被捐赠用于医疗研究,只希望给所有肥胖者一个警醒。解剖专家拿出了死者的器官,这才是肥胖真正可怕的地方! 她的心脏、肺部、肝脏以及肾脏全都"坏"了! 解剖死者的心脏时,专家感到诧异:"正常人的心脏是强有力的肌肉组织,拿出来应该像牛排,而她的心脏拿出来却是软绵绵的"。正常心脏重量在 225 克左右,而她的高达 449 克。因为过度肥胖,死者的心脏生前承受了极大的负荷和折磨,导致其重量是正常人的两倍。

6. 身体活动不足

每当我们谈起"健康生活方式",你最先想到的是什么呢? 也许是"多吃菜,少吃肉",也许是"多做运动更健康"。没错,饮食和身体活动,是健康生活方式的两个重要方面。民以食为天,"吃"是我们很关注的问题。而"动",常常容易因各种各样的理由而有意无意地被忽略掉。但事实上,身体活动对健康的影响应当受到重视。缺乏身体活动是全球十大死亡风险因素之一。缺乏身体活动是心血管病、癌症和糖尿病等慢性非传染性疾病的一个主要危险因素。身体活动对健康有着显著好处,并有助于预防慢性疾病。全球 1/4 的成年人身体活动不足。全球超过 80% 的青少年人口缺乏身体活动。

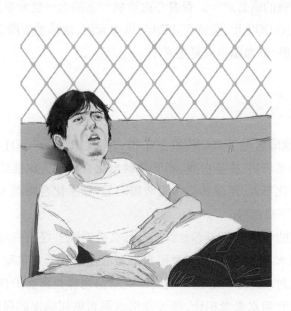

确实随着经济快速发展，人们生活水平迅速提高，现代科学技术剥夺了人类大量的身体活动。设备自动化、交通、通信设施的改善一定程度上削弱了人类的运动潜能，人造社会环境、建筑环境也正在迫使人类走向静坐的生活方式。在中国 9 个省进行的中国健康与营养调查显示，1991—2011 年 18~60 岁居民的身体活动量呈明显下降趋势，积极主动的身体锻炼人群比例较低。

科学研究表明，规律的身体活动可以降低总死亡和心血管病死亡的风险，与不进行身体活动者相比，每周身体活动达到 75MET-h（每小时的代谢当量）者，其总死亡的相对风险降低 61%，缺血性心脏病和脑血管病死亡的相对危险分别下降 64% 和 63%（注：1MET 相当于在绝对安静休息状态下每千克体重每小时消耗 1 千卡热量。例如人在静坐时 MET 约为 1，以速度为 10 千米 / 小时跑步的 MET 约为 10）。另有科学研究发现，身体活动对已患有心血管病的研究对象同样具有保护作用。并且身体活动每增加 10MET-h/ 天，总死亡的风险下降 26%，心血管病死亡的风险下降 31%。还有研究发现与不进行身体活动者相比，各种类型的身体活动均可以降低总死亡的风险，如进行有氧运动或中国传统健身的老年人，例如太极拳、六通拳、八段锦等，心血管病死亡的风险也显著降低。可见，以上三项调查研究的结果表明，无论在哪个年龄阶段、无论采取何种方式，运动是治疗心血管病最好的药物，而缺少运动则是导致心血管病的祸首之一。著名心血管病专家胡大一曾分享过自己的亲身体验：每天走 10 000 步，坚持了 17 年，风雨无阻，他体重下降了 22 千克，之前查出的脂肪肝、高血脂也恢复正常了。

7. 不合理膳食

30 年来我国居民膳食结构发生了很大变化，1982—2012 年的四次全国营养调查结果表明，在蛋白质、脂肪和碳水化合物三大供能的营养素中，蛋白质摄入量变化不大，而脂肪摄入量增加明显，碳水化合物摄入量明显减少，总能量摄入呈下降趋势。

新鲜水果的食用频率与心血管病有什么关系呢？经研究发现，与不食用或者很少食用水果者相比，每天食用水果者心血管病死亡风险可减少 40%，而且食用水果对已经患有心血管病的研究对象同样具有保护作用。此外，与不食用或很少食用水果者相比，每天食用水果者糖尿病发病风险降低 12%，

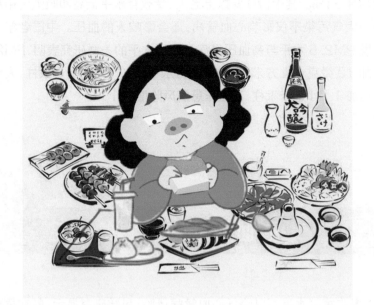

已经患有糖尿病的患者,若经常食用新鲜水果,糖尿病死亡、心血管病死亡、大血管和微血管并发症的发生风险均可以下降。

　　科学研究表明,人体摄入的胡萝卜素和维生素 C 主要来自蔬菜和水果,摄入富含硒的食物以及饮用绿茶,均能不同程度地降低心血管病死亡的风险。若每天维生素 C 的摄入量增加 10 毫克,糖尿病的发病风险可以减少 3.8%;若经常饮用绿茶,心血管病死亡风险下降 14%。所以,为了健康,我们不仅要多喝茶,还要多吃富含硒、胡萝卜素和维生素 C 的食物。

8. 大气污染

　　大气污染严重危害人类健康,已经成为人类面临的重大课题。流行病学调查结果显示,与大气污染相关性最强的死亡原因不是肺部疾病,而是心血管病。

　　有科学研究指出,PM2.5 浓度每增加 10 微克 / 立方米,当日的门急诊就诊人数增加 0.74%,当日心血管病发病风险增加 0.27%。另有科学研究结果显示,老年人群居住地 PM2.5 浓度每增加 10 微克 / 立方米,总心血管病死亡风险增加 22%,脑血管病死亡风险增加 24%,缺血性脑卒中(中风)发病风险增加 21%。其中,70 岁以上老人、受教育水平低者和吸烟者中风的风险更高。大气污染不仅影响心血管病,还会影响人的血压。中国老年人长期居住环境 PM2.5 水平与高血压患病及血压水平的关联研究表明,PM2.5 浓度每增加 10 微克／立方米,人均收缩压水平增加 1.30 毫米汞柱,人均舒张压水平增加 1.04 毫米汞柱,高血压患病风险增加 14%。

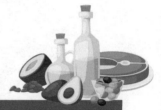

(三) 心血管病与食物的关系

(1) 多吃蔬菜水果可以降低心血管病风险:科学研究显示,多吃蔬菜水果可以降低冠心病和卒中的发病风险,每天多食用 100 克蔬菜水果可减少 4% 的冠心病风险和 5% 的卒中风险。

(2) 吃鱼可降低冠心病风险:绝大多数科学研究证明吃鱼可降低冠心病风险。每周至少吃鱼 1 次可使冠心病风险减少 15%。据估计,高危人群每天摄入 40~60 克脂肪含量高的海鱼可以使冠心病病死率减少约 50%。第 1 次心肌梗死的生还者 1 周至少吃 2 次脂肪含量高的鱼,2 年的病死率可降低 29%。根据 36 个国家的研究数据显示,吃鱼可以降低各种死亡危险以及心血管病病死率。

(3) 坚果富含不饱和脂肪酸,可以降低心血管病风险:科学研究证明,经常吃富含不饱和脂肪酸的坚果与冠心病低风险相关。平均每天食用 67 克坚果,可降低约 5.1% 血清总胆固醇和约 7.4% 低密度脂蛋白胆固醇;在高脂血症的人群中,坚果更可以降低血清甘油三酯大约 10.2%。但坚果的能量密度较高,需要注意膳食能量的平衡,以防摄入能量过高,中国居民膳食指南推荐坚果每周摄入 50~70 克。

(4) 多吃大豆,可以降低心脏病发生的危险:大豆含有丰富的优质蛋白、不饱和脂肪酸、钙、B 族维生素以及异黄酮、植物固醇及大豆低聚糖等,是我国居民膳食中优质蛋白质的重要来源。科学研究结果显示,在未患冠心病的人群中,每天摄入 47 克大豆蛋白可以使血清总胆固醇下降 9%,低密度脂蛋白胆固醇下降 13%。动物实验结果显示,摄入大豆异黄酮可以预防冠心病。

(5) 不建议饮酒:酒精代谢过程中,产生的甲醛会使血管舒张(也就是常见的喝酒后会脸红),是心血管病的诱因。因此,不建议患有心血管病的人饮酒。

(6) 饮用过滤的咖啡不会增加冠心病的风险:未过滤的熟咖啡可升高血清总胆固醇和低密度脂蛋白胆固醇,是因为咖啡豆含有一种咖啡雌醇的类萜酯。咖啡里的咖啡雌醇量取决于冲咖啡的方法,经过滤纸过滤的咖啡其咖啡雌醇含量为零,而未过滤的咖啡其咖啡雌醇含量高。一项科学研究表明,饮用过滤的咖啡不会增加冠心病的风险。

(7) 饮茶可调节血脂、血压,预防动脉粥样硬化和保护心肌:科学调查研究表明,茶中的茶多酚及其茶色素类物质可调节血脂、血压,并预防动脉粥样硬化和保护心肌,从而降低心血管病发生的危险。

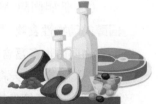

（四）心血管病患者的膳食注意事项

1. 心血管病营养治疗总原则

(1) 食物多样化,粗细搭配,平衡膳食:每天的膳食应该包括谷薯类、蔬菜水果类、畜禽鱼蛋奶类、大豆坚果类等食物。平均每天摄入 12 种以上食物,每周 25 种以上。

(2) 总能量摄入与身体活动要平衡:保持健康体重,体重指数(BMI)在 18.5~23.9 范围内,BMI 的计算公式:体重(千克)除以身高(米)的平方。

(3) 摄入低脂肪、低饱和脂肪膳食:膳食中脂肪提供的能量不超过总能量的 30%,其中饱和脂肪酸不超过总能量的 10%,应尽量减少摄入肥肉、肉类食品和奶油,减少摄入棕榈油、动物油。每日烹调油用量应控制在 20~30 克。

(4) 减少反式脂肪酸的摄入,控制其不超过总能量的 1%:少吃含有人造黄油的糕点、含有起酥油的饼干和油炸油煎食品,因为他们都含有反式脂肪酸。

(5) 摄入充足的多不饱和脂肪酸(总能量的 6%~10%):在体内,多不饱和脂肪酸由必需脂肪酸转化而来,体内虽然可以合成多不饱和脂肪酸,但获取多不饱和脂肪酸最有效的途径仍然是从食物中获取。ω-6/ω-3 多不饱和脂肪酸比例适宜,即 ω-6/ω-3 比例达到(4~5):1。适量使用植物油,每人每天 25 克,每周食用鱼类≥2 次,每次 150~200 克,相当于摄入 200~500 毫克 EPA(二十碳五烯酸)和 DHA(二十二碳六烯酸)。素食者可以通过摄入亚麻籽油和坚果获取 α- 亚麻酸。提倡从自然食物中摄取 ω-3 脂肪酸,不主张盲目补充鱼油制剂。

(6) 摄入适量的单不饱和脂肪酸:占总能量的 10% 左右。适量选择富含油酸的茶油、玉米油、橄榄油、米糠油等烹调。

(7) 低胆固醇:膳食胆固醇摄入量不应超过 300 毫克 / 天。限制富含胆固醇的动物性食物,如肥肉、动物内脏、鱼子、鱿鱼、墨鱼、蛋黄等。富含胆固醇的食物同时也多富含饱和脂肪,选择食物时应一并加以考虑。

(8) 限盐:每天食盐不超过 5 克,包括味精、防腐剂、酱菜、调味品中的食盐,提倡食用高钾低钠盐(肾功能不全者慎用)。

(9) 适当增加钾:使钾 / 钠比例 =1,即每天钾摄入量为 70~80 毫摩尔 / 升。每天摄入大量蔬菜水果获得钾盐,如香蕉、梨、菠菜、苋菜、玉米等。

(10) 足量摄入膳食纤维:每天摄入 25~30 克,从蔬菜水果和全谷类食物中获取。

(11) 足量摄入新鲜蔬菜(400~500 克 / 天)和水果(200~400 克 / 天):包括绿叶菜、十字花科蔬菜、豆类、水果,可以减少冠心病、卒中和高血压的风险。

(12) 增加身体活动:进行每天 30 分钟的中等强度身体活动。中等强度身体活动是指需要用一些力但是仍可以在活动时轻松地讲话的活动,如快步走、骑自行车、休闲羽毛球、跳舞等,每周 5~7 天。

2. 高血脂、动脉粥样硬化及冠心病的营养防治原则

动脉粥样硬化的发展与营养膳食密切相关,因而营养膳食措施在动脉粥样硬化的防治中起着十分重要的作用。冠心病是在动脉粥样硬化的基础上逐步发展形成的,在一般情况下,动脉粥样硬化和冠心病的营养膳食治疗是相同的。

（1）限制总能量摄入，保持理想体重：热能摄入过多是肥胖的重要原因，而后者是动脉粥样硬化的重要危险因素，故应该控制总能量的摄入，并适当增加运动，保持理想体重。

（2）限制脂肪和胆固醇的摄入：限制膳食中脂肪总量及饱和脂肪酸和胆固醇摄入量是防治高胆固醇血症和动脉粥样硬化，以及动脉粥样硬化性冠心病的重要措施。膳食中脂肪摄入量以占总热能 20%~25% 为宜，饱和脂肪酸摄入量应少于总热能的 10%，适当增加单不饱和脂肪酸和多不饱和脂肪酸的摄入。鱼类主要含 ω-3 系列的多不饱和脂肪酸，对心血管有保护作用，可适当多吃。少吃胆固醇高的食物，如猪脑和动物内脏，胆固醇摄入量<300 毫克/天。高胆固醇血症患者应进一步降低饱和脂肪酸摄入量，使其低于总热能的 7%，胆固醇<200 毫克/天。

（3）提高植物性蛋白质的摄入，少吃甜食：蛋白质摄入应占总能量的 15%，植物蛋白中的大豆有很好地降低血脂的作用，所以应提高大豆及大豆制品的摄入。碳水化合物应占总能量的 60% 左右，应限制单糖和双糖的摄入，少吃甜食和含糖饮料。

（4）保证充足的膳食纤维摄入：膳食纤维能明显降低血胆固醇，因此应多摄入膳食纤维含量高的食物，如燕麦、玉米、蔬菜、水果等。

（5）供给充足的维生素和微量元素：维生素 E 和很多水溶性维生素以及微量元素具有改善心血管功能的作用，特别是维生素 E 和维生素 C 具有抗氧化作用，应多食用富含维生素和矿物质/微量元素的新鲜蔬菜和水果。

（6）饮食清淡，少盐，不建议饮酒：高血压是动脉粥样硬化的重要危险因素，为预防高血压，每日盐的摄入量应限制在 5 克以下。不建议饮酒。

（7）适当多吃保护性食品：植物化学物质具有心血管健康促进作用，摄入富含这类物质的食物将有助于心血管的健康和抑制动脉粥样硬化的形成。应鼓励多吃富含植物化学物质的植物性食物，如大豆、黑色及绿色食品、草莓、洋葱、蘑菇等。

3. 高血压患者的膳食注意事项

（1）限制能量的平衡膳食，维持健康体重：适当地降低能量摄入有利于收缩压和舒张压以及低密度脂蛋白胆固醇的降低。体重超重和肥胖者，根据健康体重，按 20~25 千卡/千克体重计算每天总能量，或通过膳食调查评估，在目前摄入量的基础上减少 500~1 000 千卡／天。三大营养素供能比例为蛋白质 10%~15%,脂肪 20%~30%,碳水化合物 55%~60%。

（2）增加身体活动:每天≥30 分钟中等强度有氧运动,中等强度身体活动是指需要用一些力但是仍可以在活动时轻松地讲话的活动,如快步走、骑自行车、休闲羽毛球、跳舞等,每周 5 天。

（3）严格控制钠盐:推荐每日食盐用量控制在<5 克,提倡低盐膳食,限制或不食用腌制品。

（4）适当增加钾摄入量:钾摄入量维持在 3.5~4.7 克／天,从自然食物中摄取,蔬菜和水果是钾最好的来源,如香蕉、玉米、黄豆、蚕豆、冬菇、紫菜等。

（5）足量的钙和镁:推荐饮用牛奶、食用蔬菜和水果。

（6）限制饮酒:尽量不喝。

4. 急性心肌梗死患者的膳食要点

（1）急性期 1~3 天时:一般每天低脂流质饮食。根据病情控制液体量。可进食浓米汤、厚藕粉、枣泥汤、去油肉茸、鸡茸汤、薄面糊等食品,经口摄入能量以 500~800 千卡为宜。病情好转后,可改为低脂半流质饮食,全日能量 1 000~1 500 千卡,可食用鱼类、鸡蛋清、瘦肉末、切碎的嫩蔬菜及水果、面条、面片、馄饨、面包、米粉、粥等。禁止可能导致患者肠胀气和浓烈刺激性的食物(如辣椒、豆浆、牛奶、浓茶、咖啡等)。避免过冷过热食物;少食多餐,5~6 餐／天,以减轻心脏负担。病情稳定后,可进食清淡和易消化的食品,营养素组成比例可参考冠心病饮食原则。

（2）限制脂类:低脂肪、低胆固醇、高多不饱和脂肪酸饮食原则。病情稳定逐渐恢复活动后,饮食可逐渐增加或进软食。脂肪限制在 40 克／天以内,伴有肥胖者应控制能量和碳水化合物。

（3）注意维持血液钾、钠平衡:对合并有高血压或心衰患者仍应注意限钠摄入。应用利尿剂有大量电解质自尿中丢失时,则不宜限制过严。镁对缺血性心肌有良好的保护作用,膳食中应有一定的镁。建议成人镁的适宜摄入量为 300~400 毫克／天,主要从富含镁的食物如有色蔬菜、小米、面粉、肉、豆制品等中获取。

（4）对于治疗后需要服用华法林等抗凝药物的患者注意维生素 K 与抗凝药的拮抗作用,保持每天维生素 K 摄入。维生素 K 含量丰富的食物有绿色蔬菜、动物肝脏、鱼类、肉类、乳和乳制品、豆类、麦麸等。

5. 慢性心衰患者的膳食要点

（1）适当的能量：既要控制体重增长，又要防止心脏疾病相关营养不良发生。心衰患者的能量需求取决于目前的体重（无水肿情况下的体重）、活动受限程度以及心衰的程度，一般给予 25~30 千卡／千克理想体重。活动受限的超重和肥胖患者，必须减重以达到一个适当体重，以免增加心肌负荷，因此，对于肥胖患者，低能量平衡饮食（1 000~1 200 千卡／天）可以减少心脏负荷，有利于减轻体重，并确保患者没有营养不良。严重的心衰患者，应按照临床实际情况需要进行相应的营养治疗。

（2）防止心脏疾病恶液质发生：由于心衰患者能量消耗增加 10%~20%，且面临疾病原因导致进食受限，约 40% 的患者面临营养不良的风险。根据营养风险评估评分，确定进行积极的肠内肠外营养支持。

（3）注意水、电解质平衡：根据水钠潴留和血钠水平，适当限钠，给予不超过 3 克盐的限钠膳食。若使用利尿剂者则适当放宽钠盐的限制。由于摄入不足、丢失增加或利尿剂治疗等出现低钾血症时，应摄入含钾高的食物。同时应监测使用利尿剂者镁的缺乏问题，并给予治疗。如因肾功能减退，出现高钾、高镁血症，则应选择钾、镁含量低的食物。另外，给予适量的钙补充在心衰的治疗中有积极的意义。心衰时水潴留继发于钠潴留，在限钠的同时多数无需严格限制液体量。但考虑过多液体量可加重循环负担，故主张成人液体摄入量为 1 000~1 500 毫升／天，包括饮食摄入量和输液量。产能营养物质的体积越小越好，肠内营养管饲的液体配方应达到 1.5~2.0 千卡／毫升的高能量密度。

（4）低脂膳食，给予 ω-3 多不饱和脂肪酸：食用富含 ω-3 脂肪酸的鱼类和鱼油可以降低高甘油三酯水平，预防房颤，甚至有可能降低心衰病死率。建议每天从海鱼或者鱼油补充剂中摄入 1 克 ω-3 脂肪酸。

（5）充足的优质蛋白质，应占总蛋白的 2/3 以上。优质蛋白质是指氨基酸种类齐全，氨基酸模式与人体蛋白质氨基酸模式接近，营养价值较高，不仅可维持成人的健康，也可促进儿童生长发育的蛋白质，如动物性蛋白质中的蛋、奶、肉、鱼蛋白质以及大豆蛋白质等。

（6）适当补充 B 族维生素：由于饮食摄入受限、使用强效利尿剂以及年龄增长,心衰患者存在维生素 B_1 缺乏的风险。摄入较多的膳食叶酸和维生素 B_6,与心衰及卒中死亡风险降低有关,同时有可能降低高同型半胱氨酸血症。

(7) 少食多餐,食物应以软、烂、细为主,易于消化。

(8) 戒烟、戒酒。

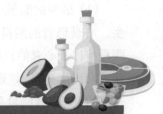

（五）预防心血管病的膳食模式

(1) 地中海饮食(详见附录):地中海饮食的重点是摄入水果、蔬菜、橄榄油、鱼类和其他健康食品。这一饮食在营养、安全等方面获得了最高分,并且还在防治糖尿病饮食、心脏健康饮食、易于坚持的饮食、植物为主的饮食等榜单中斩获第一。

总之,你需要经常食用水果、蔬菜、全谷物、豆类、坚果、橄榄油和许多香料;每周吃几次鱼或者海鲜;摄入适量的鸡蛋、奶酪和酸奶并减少糖和红肉(指在烹饪前呈现出红色的肉,如猪、牛、羊肉等)的摄入。如果有需求,也可以适量饮用一些红酒,但已患心血管病的人群要少饮酒,最好不饮酒。同时积极运动也必不可少。

(2) DASH 饮食(dietary approaches to stop hypertension,预防高血压的饮食方式)(详见附录):DASH 饮食几乎不排斥任何食物,不过它建议人们多摄取富含钾、钙、蛋白质和膳食纤维的食物。由于食盐与饱和脂肪可能升高血压,增加心血管病风险,因此这类食物被 DASH 饮食排除在外。不过,想要遵从 DASH 饮食,我们的选择还是很多的,包括鸡蛋、麦片、瘦肉、鸡肉、蔬菜、酸奶、水果、水产品、坚果等等。想借助 DASH 饮食去降低血压或者获得其他健康益处,并不需要饮食突然有翻天覆地的变化,而是可以从点点滴滴做起,比如每顿饭多吃点水果蔬菜,每周吃两顿素,用其他香料取代食盐,用坚果代替薯片,用全麦面粉代替精白粉等。运动也被包含在 DASH 饮食之中,这一饮食模式建议午餐或晚餐后步行 15 分钟。

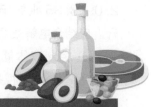

（六）心血管病患者食疗要点

1. 心血管疾病（稳定期）食疗原则

（1）适量热能：以维持理想体重为宜。切忌暴饮暴食，避免过饱，最好少量多餐，每天 4~5 餐；限制脂肪，脂肪占总能量的 25% 以下，多不饱和脂肪酸：单不饱和脂肪酸：饱和脂肪酸（P：M：S）为 1：1：1 为宜，禁用动物脂肪高的食物；限制胆固醇，膳食限制在每天 300 毫克以下，禁用高胆固醇食物，如动物内脏、脑、蛋黄、鱼籽等；适量摄入蛋白质，植物性蛋白占 50%，应增加食物纤维、维生素供给。尽量多选黄豆及其制品。健康人每天吃 1 个鸡蛋，对血胆固醇影响不大但不宜多吃。每日可饮脱脂牛奶 250 毫升左右。可食用鱼肉，以清炖和清蒸为主，多食用黄豆及其制品。碳水化合物占总能量的 50%~60%，多吃含较多膳食纤维的各类杂粮，限制蔗糖和果糖的摄入。

（2）供给充足维生素和矿物质：限制钠盐，每天控制在 5 克以下。多食用新鲜绿叶蔬菜、深色蔬菜、水果、海带、紫菜、发菜及黑木耳。配制膳食时应注意锌／铜比值不宜过高。

（3）食物选择：可用食物有谷薯类、大豆及其制品，蔬菜水果，酸牛奶、脱脂牛奶、鸡蛋清、鱼、去皮鸡肉、小牛肉、野禽及猪瘦肉。限制的食物有去掉可见脂肪的牛、羊肉、火腿、除小虾外的贝类及蛋黄。禁用的食物有含动物脂肪高的食物如肥猪肉、肥羊肉等；高胆固醇的食物如猪皮、肝肾脑、蟹黄、全脂牛奶等；高能量高糖类食物如冰激凌、巧克力、蜂蜜、各种水果糖等；刺激性食物如辣椒、胡椒、芥末、酒、浓咖啡等。

2. 冠心病心梗期食疗原则

（1）急性期

1）限制总热量：急性心肌梗死 2~3 天时，应完全卧床休息，每天供热能

2.09~3.35 兆焦(500~800 千卡),供热能物质的总容量 1 000~1 500 毫升。应结合电解质及病情变化,调整饮食中钾、钠的供给量。

2) 控制液体量,减轻心脏负担:急性心肌梗死 2~3 天时,口服液体量约 1 000 毫升,此后视病情调整。

3) 注意钠钾平衡:每日食盐量不超过 4 克,适当增加镁的摄入量,结合病情变化,随时调整水和电解质的平衡,伴有高血压或充血性心力衰竭的应限钠,病情严重不能口服者,应选用完全肠外营养。

4) 清淡膳食:选用易消化食物,少食多餐,避免多量;急性心肌梗死 2~3 天时,以流质为主,可进食藕粉、米汤、菜汤、去油过筛肉汤、淡茶水、枣泥汤等;不宜摄入豆浆、牛奶、浓茶、咖啡等胀气、刺激性流质;适当增加镁摄入量。病情严重者,应选用完全肠外营养。

5) 病情好转后,改为半流质:总能量每天 1 000~1 200 千卡,可选用鱼类、鸡蛋清、瘦肉末、嫩蔬菜及水果碎,面条、面片、馄饨、面包、米粉、粥等。膳食不宜过冷过热,保持大便通畅,排便不可用力过猛。

6) 经 2~4 周病情稳定后,患者逐渐恢复活动,膳食可逐渐增加或进软食,脂肪限制在每天 40 克以内,胆固醇每天摄入少于 300 毫克,伴有肥胖者应控制热能和碳水化合物,以维持理想体重为好;避免饱餐;禁烟酒。

(2) 恢复期

1) 能量摄入要达到并维持理想体重或适宜体重,以防肥胖。

2) 脂肪占总能量的 25% 以下,多不饱和脂肪酸:单不饱和脂肪酸:饱和脂肪酸(P:M:S)为 1:1:1 为宜,每天胆固醇摄入量限制在 300 毫克以下。

3) 蛋白质摄入每日每千克体重 1.0 克左右,占总能量的 15%,肉类以清炖和清蒸为主,多食用黄豆及其制品。

4) 碳水化合物占总能量的 50%~60%,多吃含较多膳食纤维的各类杂粮,也可用土豆、山药、藕、芋头、荸荠等根茎类食物代替部分主食,限制蔗糖和果糖的摄入。

5) 供给充足的维生素和矿物质,膳食纤维每日摄入 20~25 克为宜。

6) 注意钠钾平衡,每日食盐量不超过 4 克,适当增加镁的摄入量,结合病情变化,随时调整水和电解质的平衡,伴有高血压或充血性心力衰竭的应限钠。

7) 清淡膳食。选用易消化食物,少食多餐,避免多量;不宜吃胀气、油腻及刺激性食物。病情好转后,改为半流质,可选用鱼类、鸡蛋清、瘦肉末、嫩蔬菜及水果碎,面条、面片、馄饨、面包、米粉、粥等。膳食不宜过冷过热,保持大便通畅,排便不可用力过猛;避免饱餐;禁烟酒。

3. 脑出血食疗原则

(1) 黑木耳 6 克,加入菜肴或蒸食,可降血脂,抗血栓和血小板聚集。

(2) 芹菜根五个,红枣 10 个,水煎服,食枣饮汤,降压降胆固醇。

(3) 新鲜芹菜叶 60 克,粳米 50 克,芹菜洗净切碎,与粳米加水煮成菜粥,利尿降压。

(4) 决明子泡茶,清肝明目,润肠通便降压。

(5) 吃鲜山楂或用山楂泡茶,可加适量蜂蜜。

(6) 生食大蒜或洋葱 10~15 克可降血脂,并有增强纤维蛋白活性和抗血管硬化的作用。

(7) 醋有软化血管的成分,可用于调料或佐食。

(8) 新鲜水芹榨汁,每天分 2 次饮用,可预防脑出血。

(9) 萝卜在脑出血后饮用,可助恢复。

(10) 芝麻含丰富的维生素 E,对改善末梢血管阻塞及高血压有效。

(11) 芝麻菊花茶:黑芝麻、枸杞、何首乌各 5 克,杭菊花 9 克,加水煎服,每天一剂。

(12) 三七:对于脑血管病具有双向调节作用,止血而无留瘀之弊,活血而无出血之虞,可用于药膳炖品,如三七炖鸡。

(13) 天麻鱼头:核桃仁、首乌各 15 克,天麻 6 克,与鱼头共煮汤至肉烂,吃肉喝汤。

(14) 适量多吃含碘丰富的食物,如海带、紫菜、虾米等,碘可减少胆固醇在动脉壁沉积,防止动脉硬化的发生。

(15) 多吃新鲜蔬菜水果,如猕猴桃、冬枣、刺梨、青椒、金花菜(草头)、西蓝花、橙、西红柿。维生素 C 可降低胆固醇,增强血管致密性,防止出血。

(16) 少吃鸡汤、肉汤,对保护心脑血管系统及神经系统有益。

(17) 限制蛋黄、鱼子、动物内脏、肥肉等,这些食物中所含饱和脂肪酸可使血中胆固醇明显升高,促进动脉硬化。平时可食用橄榄油。

(18) 保持大便通畅,适当吃芹菜、胡萝卜、水果等。

4. 高血压食疗原则

(1) 限制食盐：高血压饮食疗法最关键是要减盐。推荐健康成人每日吃食盐量不宜超过 5 克，高血压患者不超过 3 克。少吃食盐是预防和治疗高血压的花费成本最小的有效措施。避免高盐的措施：

1) 普通啤酒瓶盖去胶垫后一平盖相当于 5 克。

2) 尽量避免吃高盐食物和调味品，如咸菜、腌菜、腌肉等。

3) 利用蔬菜本身的风味来调味，例如将青椒、西红柿、洋葱、香菇等和味道清淡的食物一起烹煮。

4) 利用醋、柠檬汁、苹果汁、番茄汁等各种酸味调味汁来增添食物味道。

5) 采用富钾低钠盐代替普通钠盐（肾功能不全者慎用）。

(2) 限制总热量，尤其要控制吃的油脂类型和总量

1) 减少动物食品和动物油：限制动物内脏、肥肉、蟹黄、鱼子、蛋黄、鱿鱼等富含饱和脂肪和胆固醇的食品。

2) 减少反式脂肪酸：限制各类西式糕点、巧克力派、咖啡伴侣、速食食品等。

3) 适量选用橄榄油等植物油。

(3) 高血压患者的食物选择

1) 富含钾、钙、维生素和微量元素的食物：新鲜蔬菜、水果、土豆、蘑菇等。

2) 食用植物油

3) 富含膳食纤维的食物：燕麦、薯类、粗粮、杂粮等。

4) 富含优质蛋白、低脂肪、低胆固醇食物：无脂奶粉、鸡蛋清、鱼类、去皮禽肉、瘦肉、豆制品等。鱼类蛋白是优质蛋白，鱼油含多不饱和脂肪酸，应多吃鱼类。

(4) 不用或少用的食物

1) 高钠食物：咸菜、榨菜、咸鱼、咸肉、腌制食品、烟熏食品、火腿、含钠高的调味料酱料等。

2) 高脂肪、高胆固醇食物：动物内脏、肥肉、禽皮、蛋黄、鱼子、油炸食品。

3) 高反式脂肪酸食物：人造奶油以及富含氢化油、起酥油的糕点和方便食品等。

4) 糖类、辛辣刺激的调味品、浓咖啡、浓茶等。

三、日常生活中的
一百零一问

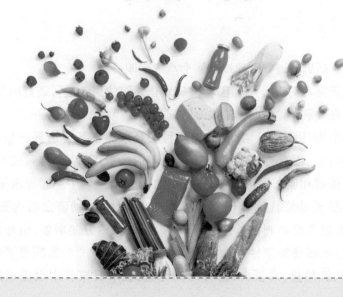

俗话说,开门七件事,柴、米、油、盐、酱、醋、茶。每天的生活离不开与食物打交道。尽管现代生活富足,不愁吃不上饭,但与饮食相关的健康问题仍然不少。一些不健康的饮食或生活方式,也许一时并不会引起严重的问题,但滴水穿石,时间长了就可能会产生不可逆转的健康问题。同样,坚持遵循健康的饮食或生活方式,则会收获长期的益处。随着年龄和健康状况的变化,饮食上的调整和改进对维持健康至关重要。本章节对日常生活中常见的与心血管病有关的饮食问题作出了科学解释和建议,希望为广大读者解开疑惑,帮助读者形成健康的饮食和生活方式。

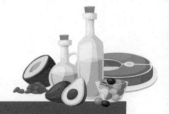

（一）食物营养类

1. 进餐时吃到几成饱比较合适

　　心血管病患者进餐时建议吃到七八成饱即可。

　　美国研究者对近 2 千名因心脏病发作入院的患者进行调查后发现,进餐过多的研究对象在餐后两小时内心脏病的发生风险约增加 4 倍。

　　在春节等传统节日期间,参加各种聚会总免不了要饱餐一顿。宴会上的食物种类多,而且在亲朋好友边吃边聊的情况下,就餐时间拉长,很容易就会导致能量和脂肪摄入过多。脂肪摄入过多,血液中胆固醇水平升高,过量的胆固醇无法经代谢排出而沉积在血管壁上,会损害血管内壁的功能;此外,进食过多也会刺激神经系统,体内相关激素分泌增多,引起血压升高心率加速,从而增加急性心血管事件的发生风险。心血管病患者的饮食应以低脂肪、低热量、高蛋白、营养均衡为宜,在节日聚餐中也应该遵循这一原则。

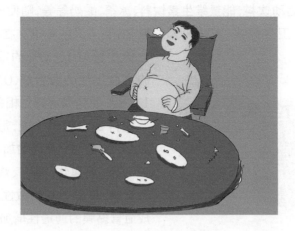

2. 心血管病饮食禁忌是什么

（1）过多的盐：心血管病的患者要控制盐的摄入量，过多摄入盐可引起机体内有过多的水和钠（水钠潴留），加重心脏的负担，并且可能诱发心功能不全；同时也可引起小血管收缩，出现心脑血管意外。研究显示，高达 9.5% 的心血管代谢死亡与盐摄入过多相关。在亚组分析中（即分析食物摄入具体和哪些疾病相关），盐摄入过多与 10.4% 的冠心病死亡、21.4% 的高血压性心血管病患者死亡及 10.7% 的卒中死亡相关。盐摄入过多可增高血压，而血压增高与冠心病、高血压性心血管病、卒中密切相关，尤其与高血压性心血管病关系更密切，贡献最高（达 21.4%）。

（2）如服用保钾利尿类药物，忌高钾：心血管病的患者大都要服用药物，如果服用保钾利尿类的药物，饮食中就要减少钾含量高的食物的摄取，以免出现高钾血症。

（3）忌饮酒：不提倡心血管病患者饮酒，更忌过量饮酒，否则会加重心脏的负担，甚至诱发心血管病的急性发作和心肌梗死。

（4）忌高脂：心血管病患者大都会同时伴有高血脂、高血压，因此，饮食上一定要减少脂类含量高的食物的摄入，必须限制高脂肪、高胆固醇食物的摄入量，尤其是动物脂肪、动物内脏、鸡蛋黄等，这些食物不宜食用。高脂饮食不仅会削弱调节血脂药物的作用，降低疗效，而且可能会有副作用，使得病情进一步加重。总能量的摄入要与身体活动平衡。

（5）忌含糖饮料：含糖饮料除了"可乐"，还有很多披着"羊皮"的成员，包括果汁饮料、运动饮料、能量维生素饮料、冰茶、酸奶等等,随便一瓶含糖量均轻易超过世界卫生组织(WHO)添加糖25克/天的标准。在亚组分析中,

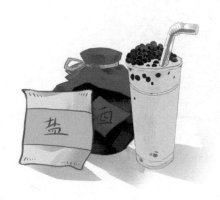

含糖饮料与10.8%的冠心病、1.8%的高血压性心血管病、0.7%的卒中、14.8%的糖尿病死亡相关。每摄入含糖饮料240毫升/天,冠心病风险增加26%,糖尿病风险增加27%。

(6)忌油炸、熏制、烧烤、生冷、刺激食物:具有辛辣刺激性的食物,可造成血管黏膜的通透性增加,从而增加心血管病感染细菌的风险。

3. 吃"重口味"的食物要紧吗

不建议吃。

"重口味"主要指高盐、高脂的饮食,这类饮食味道比较重,更能刺激人的食欲。但是过量的盐、烹调油的摄入会带来很多的健康问题。

食盐是钠的主要来源,而钠是人体必需的营养素,可以维护体液电解质平衡和神经系统功能,每克盐中约含400毫克的钠。研究表明,降低钠摄入量,会有效地降低高血压患者的血压,相反的,高钠摄入量会升高血压。高盐饮食还可以改变血压昼高夜低的变化规律,变成昼高夜也高,发生心脑血管意外的危险性就大大增加。超重和肥胖者的血压更易受到食盐摄入量的波动。

烹调油的主要成分是脂肪。脂肪具有重要的营养作用,是提供能量、组成细胞的重要成分,食物中的脂肪能促进脂溶性维生素的吸收。但是烹调油也是一种高能量的食物,每克脂肪约可以产生9千卡能量,多吃油就是多摄入能量。如果摄入的能量没有消耗掉就会积累下来,变成脂肪储存在体内,日积月累就可能产生超重甚至肥胖。肥胖是高血脂、高血压、糖尿病、动脉粥状硬化、冠心病、脑卒中等慢性病的危险因素。为了预防这些心血管病的发生,最好适当少吃油。

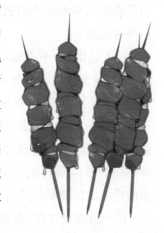

人的口味是逐渐养成的,也是可以改变的。我们要通过不断地强化健康观念,从小培养儿童少年的清淡饮食,逐步将成人的口味由"重"变"淡"。改变烹饪、饮食习惯,以计量方式(如定量盐勺、带刻度油壶)减少食盐、油等调味料的用量,是培养清淡口味的重要途径。想要适应清淡的饮食,除了要减少盐、油、糖的摄入,还可以充分利用食物本身的味道,搭配出不同口感、色泽的美味料理。

几个妙招教你回归食物的"本色":选择新鲜食材,用蒸煮等方法尽量保留原味;烹调时多用醋、柠檬汁、香料、姜等调味,替代一部分盐和酱油;尝试柠檬、香芹、香菜、香菇、洋葱等有特殊味道的食物搭配等。

4. 怎么避免高盐摄入

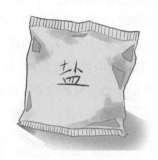

限盐的标准根据血压升高程度的不同而有所不同,一般主张控制在每日5克以下。世界卫生组织(WHO)标准为:①凡有轻度高血压或高血压家族史者摄盐量<5克/天;②血压较高或合并心衰者摄盐量1~2克/天为宜。

心血管病患者避免高盐摄入的小妙招有:①使用限盐勺等量具;②戒掉"重口味";③利用蔬菜本身的风味,如选择青椒、番茄、洋葱等;④利用各种酸味调味汁,如醋、柠檬汁、苹果汁、番茄汁等;⑤限制咸肉、咸菜、咸鱼、火腿、加碱或发酵粉等制成的面食等含钠盐多的食品的摄入,注意酱油、味精等调味品的使用;⑥尽量选择钠含量低的预包装食品,如"低钠"食品每100克(100毫升)含钠量≤120毫克;⑦合理选择富钾低钠盐代替普通食盐(肾功能不全者慎用)。

5. 应该如何选择烹调油

多选用富含单不饱和脂肪酸的茶油、橄榄油、菜籽油等;富含多不饱和脂肪酸的植物油如大豆油、花生油、玉米油、葵花子油、胡麻油等,但可可籽油和棕榈油除外。少食富含饱和脂肪酸的动物油,如猪油等。建议经常更换烹调油的种类,食用多种植物油。

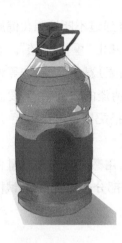

西班牙科学家通过一项研究发现,橄榄油中含有一种叫苯酚的微量营养素,这种营养素对保护心脏健康有很好的作用。研究人员在实验室详细分析了苯酚在抗氧化、消炎以及防止血块形成方面的能力,结果首次表明富含苯酚的橄榄油对增强血管的功能有明显的作用。其主要功效表现在:①通过降低高半胱氨酸(一种能损伤冠状动脉血管壁的氨基酸)防止炎症发生,减少对动脉壁的损伤。②通过增加体内一氧化氮的含量松弛动脉,降低血压。③橄榄油中的单不饱和脂肪酸能够降低低密度脂蛋白胆固醇的氧化的作用。④橄榄油中所含有的一种叫角鲨烯的物质,可以增加体内高密度脂蛋白胆固醇(俗称的"好"胆固醇)的含量,降低低密度脂蛋白胆固醇(俗称的"坏"胆固醇)的含量,而体内"好"胆固醇的数量越多,动脉中氧化了的"坏"胆固醇的数量就越少。最新的研究证明,中年男性服用橄榄油后,平均胆固醇下降了13%,其中具有危险的"坏"胆固醇竟下降了21%。⑤橄榄油能通过增加体内 ω-3 脂肪酸的含量来降低血液凝块形成的速度。

6. 胆固醇是健康的敌人吗

胆固醇广泛存在于动物体内,尤以脑及神经组织中最为丰富,在肾、脾、皮肤、肝和胆汁中含量也较高,是动物组织细胞所不可缺少的重要物质,所以胆固醇并非是对人体有害的物质。

膳食胆固醇的摄入量与血脂呈正相关,因而膳食胆固醇摄入过量会增加患动脉粥样硬化和冠心病的危险性。进食高饱和脂肪酸和高胆固醇膳食时,血脂升高明显,以多不饱和脂肪酸代替饱和脂肪酸,则血脂升高不明显。一般情况下,往往是高饱和脂肪酸与高胆固醇同时存在,故应限制胆固醇的摄入量,每日不超过 300 毫克。

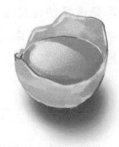

7. 醋可以软化血管降血脂吗

不可以。

无论哪种醋，它的主要成分都是醋酸。因为原料和发酵微生物的不同，醋中还含有一些柠檬酸、苹果酸和乳酸等。另外，原料中部分维生素、氨基酸、矿物质以及多酚化合物等会进入到醋中，造成不同醋的不同风味。除了水和醋酸，醋中的其他成分，浓度都很低，再考虑到每天喝的醋也就十几毫升，多喝对胃黏膜有损伤作用，不可能成瓶喝，其中营养成分的量就更是微乎其微了。醋需要经过胃肠的吸收，才能到达血管，因此它对血管的软化作用几乎不用考虑。所以每天喝点醋并不能达到降血脂的效果。

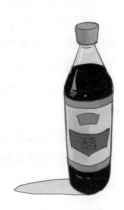

8. 晚上饿了，可以吃夜宵吗

通常情况下，不建议心血管病患者在晚上吃夜宵。但是在特殊情况下，比如没有吃晚饭特别饿的时候，可以适当选择一些健康的食品作为宵夜来补充能量。

心血管病患者在选择消夜时，应该注意以下四个原则：第一要选择低脂、低热量的食物；其次是选择容易消化的食物，夜宵后的身体活动量低，如果食用了不易消化的食物，会加重消化系统的工作负荷；第三点是不要饮用含有咖啡因的饮品，否则会引起人体兴奋而影响当晚的睡眠质量；第四点是要选择饱腹感比较强的食物，这样可以有效避免进食过多。心血管病的主要患病人群是 50 岁以上的中老年人群，中老年人群的消化系统功能开始退化，因此在选择夜宵时更需要科学谨慎。适合心血管病患者食用的夜宵有温热的低脂或脱脂牛奶，室温状态下的酸奶，加入燕麦、小米等杂粮的粥类等。最后需要提醒广大读者的是，食用夜宵后不能立马就寝，建议在食用夜宵 1~2 小时后再入睡。

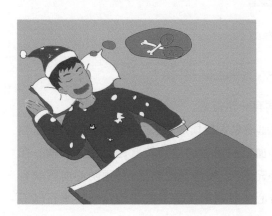

9. 睡前一杯水，可以防心梗吗

适当喝水，能减少心血管病的发生。

相关研究显示，人体平均一晚上要排出 450 毫升水，而血液最黏稠的时间段是半夜到清晨，因为此时人基本在睡眠状态，无法饮水，但却无时无刻不在丢失水分（呼吸、出汗、泌尿……特别是炎热的夏天），且排泄量很可观。

老年人如果整夜不喝水，血液黏稠度会增加，易导致血栓形成，诱发心血管病，如心绞痛、心肌梗死、脑血栓等。如果睡觉前及起夜时适当喝水，稀释血液浓度，就能减少心血管病的发生。需要提醒的是，睡前喝水也不要太多，半杯就行，否则造成频繁起夜，影响睡眠。也可在白天少量多次喝水，每次 100 毫升，以保持体内水分，晚上就不用喝太多水。

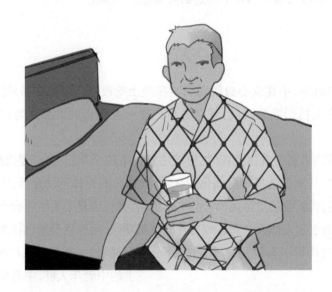

10. 清晨喝一杯水可以预防心血管病吗

清晨喝一杯水对预防心血管病有一定益处。

经过一整晚的睡眠后，体内的血液黏稠度增加，加之心血管病患者的血脂通常较普通人偏高，因此清晨时心血管病患者的血液较普通人更为黏稠。在清晨喝一杯水，可以有效为身体补充水分，稀释体内血液，对预防心血管病有一定帮助。水的种类有很多，适合心血管病患者清晨饮用的第一杯水有以下两种:一杯温白开水或者一杯柠檬水。白开水煮沸过程中,水中微生物被去除,而钙、镁离子等矿物质被保留下来,清晨饮用一杯温白开水,对于降低血栓形成风险有一定益处;柠檬水中加入了新鲜柠檬汁或柠檬片,除了可以补充身体水分,同时还含有丰富的维生素 C。维生素 C 具有抗氧化活性,可以抵御体内自由基的氧化损伤,保护心血管系统健康。

11. 膳食脂肪究竟是敌是友

膳食脂肪的数量和质量,尤其是其脂肪酸的构成对心血管病的影响甚大。每日每人膳食中脂肪供给的能量如超过一日总能量的 30%,冠心病的患病率和死亡率则明显增高。

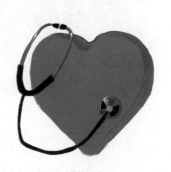

膳食饱和脂肪酸是心血管病最主要的影响因素之一,它可升高血清胆固醇,其摄入量与冠心病的发病率和死亡率呈正相关。饱和脂肪酸包括棕榈酸、硬脂酸、豆蔻酸、月桂酸,主要存在于动物脂肪中。多不饱和脂肪酸则具有降血脂和防止动脉粥样硬化的作用,多数观点认为在总能量摄入不变的情况下,增加膳食中多不饱和脂肪酸的摄入量能够维护心血管健康。多不饱和脂肪酸包括亚油酸、亚麻酸和 EPA、DHA 等,主要存在于植物油(椰子油、棕榈油和可可籽油例外)和鱼油中。而单不饱和脂肪酸也可降低血胆固醇、甘油三酯和低密度脂蛋白,大部分研究认为其具有一定的心血管保护作用。单不饱和脂肪酸存在于橄榄油、茶油中。反式脂肪酸摄入过多可使血浆低密度脂蛋白胆固醇上升,高密度脂蛋白胆固醇下降,增加冠心病的发生风险。反式脂肪酸存在于人造黄油、奶油等,也存在于以这些为原料制做的各类西式糕点、巧克力派、咖啡伴侣、速食食品中。

12. "巧克力预防心血管病" 是真的吗

食用黑巧克力有希望成为预防或治疗心脏疾病方法,但目前尚未被证明。

制作巧克力主要靠可可豆。可可豆经过发酵、晾晒、焙烤、脱壳、碾磨后得到可可浆,再加工得到可可脂和可可粉,可可中的类黄酮能够降低血液黏稠度,使血流更加畅通,阻止血栓形成;此外,类黄酮还能够降低血液中有害胆固醇的浓度,降低血压。

　　研究者对 7 项研究进行了荟萃分析,发现巧克力的摄入量和心脏代谢紊乱发生风险呈显著负相关。与巧克力摄入量最低者相比,摄入量最高者心血管病发生风险可减少 37%,中风发生风险可减少 29%。但是,也有人认为,流行病学研究并不能为两者的因果关系提供直接证据。

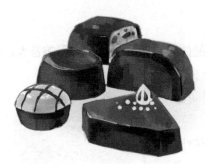

　　由于黑巧克力中类黄酮的量高于牛奶巧克力,所以建议人们食用高类黄酮的黑巧克力,每天服用 1~2 盎司(约 28~56克,相当于两小块)的黑巧克力会有短期的好处。然而,巧克力也含有高热量和饱和脂肪,切不可贪口,更不能将其当作药物来食用。

13. 想吃白面包,可以吗

　　心血管病患者不宜过多食用白面包。

　　白面包的主要制作原料有高筋面粉、白砂糖和黄油,属于高糖食物,热量较高。血糖生成指数(GI)是表示某种食物升高血糖效应与标准食品(通常为葡萄糖)升高血糖效应之比,指的是人体食用一定食物后会引起多大的血糖反应。白面包的 GI 为 88,而全麦面包的 GI 仅为 69,食用白面包后可引起血糖升高,不利于心血管病患者的血糖控制。除此之外,相关科研工作者还发现,食用白面包等高糖食物,会抑制血管内皮功能,并且增加动脉粥样硬化和其他心血管病的发生风险。因此,心血管病患者不宜过量食用白面包,而是应该选择全麦面包等 GI 较低且饱腹感较强的食物,这样既可以获得丰富的碳水化合物、膳食纤维、维生素等营养素,还可以有效地控制进食量,减少能量的摄入,有助于控制体重,对保护心

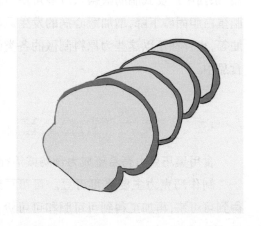

血管健康具有积极作用。

14. 心血管病患者能喝牛奶吗

可以。建议选择低脂奶。

奶酪和牛奶等奶制品因为含有饱和脂肪而名声不佳,很多人担心吃过多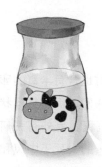奶制品会升高胆固醇、诱发心血管病,所以对其避而远之。其实,很多研究已证实,牛奶是我们身边"最接近完美的食品",因为牛奶中的蛋白质是全蛋白,它的消化率高达 98%,乳脂肪是高质量的脂肪,消化率在 95% 以上,而且含有大量的脂溶性维生素。有研究指出,每天 3 杯牛奶(大约 600 毫升),心血管病风险能降低 18%。一项新的大型研究结果表明,在适度摄入的情况下,牛奶实际上可以预防心血管病和中风。另外,牛奶中的含钙量丰富,而摄入充足的钙还可以起到降低血压、降低心血管病风险的作用。其中,瑞典一项涉及 2.3 万男性的研究发现,钙元素摄入充足的人,死于心血管病的风险相应降低 25%。

15. 心血管病患者应该选择低脂还是全脂乳制品呢

对于心血管病患者而言,低脂乳制品是一个较好的选择。

低脂乳制品是指与全脂乳制品相比,蛋白质和钙含量相当,但乳脂(脂肪)含量较低的乳制品。心血管病患者适宜食用低脂或脱脂乳制品,如低脂或脱脂牛奶、乳酪、酸奶等,以此来替代全脂乳制品,这样可以在保证充足的蛋白质和钙摄入的情况下,减少脂肪的摄入量。脂肪尤其是饱和脂肪摄入过多,会导致血液中胆固醇水平增高,进而使血液黏稠度增加,可能会增加心血管病的发生风险。心血管病患者以低脂乳制品代替全脂乳制品,可以减少脂肪的摄入,对于控制体重和保护心血管健康有着积极的作用。

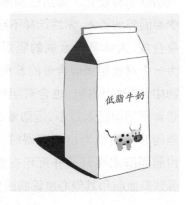

心血管病患者在选购低脂乳制品时,除了要关注商品包装营养成分表中脂肪的含量,还应该关注其含糖量或能量值,有些低脂乳制品的脂肪含量虽然较少,但是它的含糖量可能偏高,含糖量高也意味着食物的热量较高,高热量的食物同样也不适合心血管病患者食用。

16. 对于心血管病患者来说鸡蛋是不是绝对不可以吃

心血管病患者可以吃鸡蛋,但每日食用量应不超过一个。

科学家们研究发现,鸡蛋中虽含有较多的胆固醇,但同时也含有丰富的卵磷脂。卵磷脂进入血液后,会使胆固醇和脂肪的颗粒变小,并使之保持悬浮状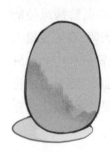态,从而阻止胆固醇和脂肪在血管壁的沉积。另外有关研究表明,与不吃鸡蛋的人相比,经常吃鸡蛋的人死于中风和心血管病患者的风险更低。具体来说,那些平均每天吃一个鸡蛋的人死于中风的风险降低28%,死于心血管病的风险降低18%。研究人员分析,出现这种结果,可能与鸡蛋中含有有益心脏的营养物质有关,如叶酸和 ω-3 脂肪酸。

17. 心血管病患者吃鸡蛋应该弃蛋黄吗

心血管病患者在适量食用鸡蛋的情况下,不需要弃蛋黄。

鸡蛋黄中含有较多的胆固醇,一只鸡蛋中大约含有200毫克的胆固醇,因此不少人,特别是老年人对吃鸡蛋怀有戒心,怕吃鸡蛋引起胆固醇增高而导致动脉粥样硬化。而这些胆固醇主要存在于蛋黄中,有些高血脂的人为了减少胆固醇的摄入,索性选择不吃蛋黄。事实上,体内的胆固醇主要是由机体自身合成,人体每天合成的胆固醇总量约为一个鸡蛋胆固醇含量的 5 倍。其他食物中,如动物内脏,也含有胆固醇,长期膳食胆固醇摄入过多,运动量过少,机体胆固醇代谢能力出现障碍时,会引起体内胆固醇水平升高并沉积在血管壁上,导致高血脂和其他心血管病的发生。

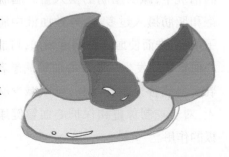

心血管病患者每天的胆固醇摄入量应控制在 300 毫克以下，也就是说，心血管病患者每日食用的蛋黄量不宜超出一个。鸡蛋中富含优质蛋白，心血管病患者如果想在限制胆固醇摄入的同时又补充蛋白质，当每日食用超过一个鸡蛋时，可以选择弃蛋黄。

18. 对于心血管病患者来说能吃红肉吗

心血管病患者能吃红肉，但要少吃。红肉是一个营养学上的词，指的是在烹饪前呈现出红色的肉，具体来说猪肉、牛肉、羊肉、鹿肉、兔肉等所有哺乳动物的肉都是红肉，咸肉、香肠、火腿、腊肠和午餐肉等都属于红肉。一些红肉富含较高的饱和脂肪酸，这些脂肪酸会导致血液胆固醇含量升高。而高水平的低密度脂蛋白(LDL)胆固醇(俗称的"坏"胆固醇)会增加患心血管病的风险。应该考虑把红肉换成其他富含蛋白的食品，比如鱼、家禽肉、低脂奶制品和果仁等。

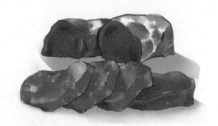

19. 富含鱼油的深海鱼可以预防心血管病吗

绝大多数研究证实，深海鱼所富含的鱼油虽能降低甘油三酯，但它并不能预防心血管病。

2012 年《内科学文献》(*Archives of Internal Medicine*)的研究报告对大量心脏病患者的数据进行了分析，结果显示鱼油对未来可能会发生的心血管病具有防护作用的这个说法证据不充分。2012 年的荟萃分析结果认为，并没有足够证据证明鱼油等 ω-3 补充剂能降低心血管病风险。2018 年《美国医学会杂志》(*The Journal of the American Medical Association*, *JAMA*)发表的文章同样表示，长期服用鱼油并不能降低冠心病或其他心血管病的风险。鉴于此，目前国际上很多权威的健康机构也都认为，并没有证据显示吃鱼油能预防心血管病。英国血脂管理指南认为，ω-3 脂肪酸(鱼油的主要成分)不能预防冠心病和脑卒中，反而会有胃肠道不良反应。因此，不建议服用鱼油或含有鱼油的复合制剂来预防心血管病。

但是,吃富含 ω-3 脂肪酸的食物对于心血管健康是有好处的,美国心脏协会(AHA)认为,每周进食 1~2 次富含长链 ω-3 脂肪酸的包括鱼在内的海鲜餐,有助于降低心衰、冠心病、猝死和缺血性脑卒中。最好选择富含鱼油的三文鱼、金枪鱼和沙丁鱼等重金属含量低的深海鱼,少数淡水鱼如鲈鱼也富含鱼油,建议不要食用罗非鱼和鲶鱼等富含不健康脂肪酸的鱼,不要用油炸的烹制方法,同时也要控制好量,把重金属的摄入降低到最低。

20. 腌渍类食品,想吃就吃吗

心血管病患者不宜食用腊肉等腌渍类食品。

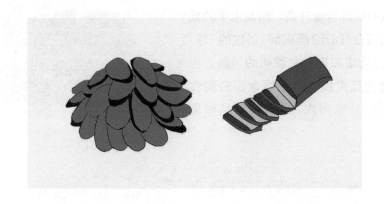

腌渍类食品的含盐量较高,食用过多的腌渍类食物,会导致盐分摄入过多,造成血压升高;此外,腌渍类食物多数为肉制品,除了高盐外,脂肪含量也很高,血脂异常患者食用此类腌渍类食品会导致胆固醇摄入过多,血液黏稠度发生改变,可能会增加血管动脉粥样硬化发生的风险。有些腌渍类食品,由于制作方法不适宜,其中可能还会含有亚硝酸盐类,过量食用这类食物会增加致癌风险。

心血管病患者应均衡合理膳食,选择新鲜的鱼类、禽类等蛋白质含量高、脂肪含量少的食物来替代畜类食物,这样在获取优质蛋白质的同时也可有效减少脂肪的摄入量,从而控制血脂水平,促进心血管健康。

21. 烟熏和腌制的肉制品可以吃吗

心血管病患者不宜食用烟熏和腌制的肉制品。

烟熏和腌制的肉制品是指经过盐渍、风干、发酵、熏制或其他为增加口味或改善保存而处理过的肉类。大部分肉制品含有猪肉或牛肉,但也可能包含其他红肉、禽肉、动物杂碎,或包括血在内的肉类副产品,例如肉肠、火腿、香肠和干肉片或牛肉干。烟熏和腌制动物性食物虽然是我国传统保存食物的方法,但是这些加工方法不仅使用了较多的食盐和肉类配料及调味汁等,同时也存在一些食品安全和健康隐患,长期食用对人体健康带来风险。这种风险和食用量密切相关,但是目前还没有确定的结果表明吃多少才是安全的。因此少吃可减少带来疾病的风险。尤其是这类产品中的脂肪和盐往往含量较高,因此心血管病患者要少吃或者不吃。

22. 肥而不腻的肉真美味,可以多吃点吗

不宜多吃,吃畜肉时要吃瘦肉。

肥肉通常指白色脂肪部分,通常把脂肪含量超过 30% 的畜肉也叫肥猪肉、肥牛肉、肥羊肉等。这个"肥"字实际上就是指食物中的"脂肪"含量较高。不同部位的肉,脂肪含量不一样。以猪肉为例,里脊肉、腿肉等脂肪含量少一些,而五花肉、臀尖肉、肘子肉等脂肪含量就高一些。肥肉的"功"与"过",在于其所含有的脂肪量和脂肪酸的构成,畜肉脂肪的组成以饱和脂肪酸居多,饱和脂肪酸在猪肉脂肪中含量一般占 35%~45%,羊肉中占 45%~50%,牛肉中占 50%~60%。脂肪是人体能量的重要来源,是构成人体组织的重要成分,具

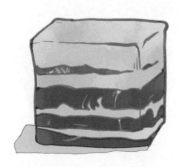

有重要的生理功能。但脂肪摄入量过多,也会成为影响健康的危险因素。脂肪的能量密度高,在等重的情况下,提供的能量是碳水化合物的 2 倍多,因此,吃肥肉很容易造成能量过剩而导致肥胖,进而成为心血管病和某些肿瘤发生的危险因素。肥肉脂肪中的饱和脂肪酸更能明显影响血脂水平,造成高脂血症。有证据表明,血脂

水平升高,特别是血清胆固醇水平的升高是动脉粥样硬化的重要因素,而膳食中饱和脂肪酸则会使血清胆固醇升高。

23. 动物内脏营养不错,可以多吃吗

建议少吃动物内脏。

我们能不能吃这些内脏食品,要从它们的营养价值说起。尽管各个内脏类食物的营养特点并不完全相同,但总的来说,动物内脏中蛋白质、钾、铁、锌的含量都很高,猪肝中尤其富含维生素A。不过与此同时,其他内脏食物中的脂肪、胆固醇含量也较高,例如每100克猪脑中胆固醇含量高达2 571毫克,每100克猪大肠中的脂肪为18.7克。从美味的角度来讲,也正因为猪大肠"脂厚"的特点,才让爱吃它的人吃不停口。但是摄入这么多的脂肪并不是什么好事,而且这里面的脂肪大多数又是饱和脂肪酸,过量摄入会增加心血管病的风险。对于健康人群,这些动物内脏可以适量吃一些,可以补充维生素和矿物质,但是不能过量;而对于已有心血管病的人群,就要注意了,动物内脏中的高脂肪、高胆固醇都会对血脂产生影响,因此还是要限制这些食物的摄入。

24. 可以吃猪肝吗

心血管病患者应该少吃猪肝。

猪肝含有多种营养物质,它富含维生素A和微量元素铁、锌、铜,而且鲜嫩可口,一般人群均可食用。但是,对于心血管病患者来说,应该少吃。猪肝含有的胆固醇也较高,如果一次吃过多猪肝,可影响人体的胆固醇平衡,出现血压和血脂明显升高的症状,会导致动脉硬化和加重心血管疾病,比如高血压和冠心病。所以患有高血压、高血脂、高胆固醇、心绞痛、冠心病、动脉粥样硬化等心血管病或是肝病、肥胖症的患者建议少食或不要食用猪肝,否则会加重病情。

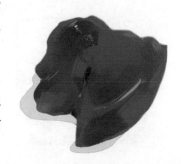

25. 煲汤只喝汤不吃食材可以吗

其实营养全在食材里。

很多人喜欢炖汤,比如鸡汤、鱼汤、骨头汤等。大多数人认为汤的营养好,喝完汤之后剩下的肉没有什么营养了,就全部丢弃了。实际上,这种做法并不对。汤中除了水外,其他的营养素都是来自煲汤的原料。但是原料中的营养物质并不是全部被溶解在汤里的,只有部分的水溶性维生素、矿物质、脂肪、蛋白质溶解在汤里,其他的营养素被留在了肉里。表1给出了鸡肉和鸡汤中营养素含量的比较。以瓦罐鸡的鸡肉和鸡汤为例,大家不难看出肉中的营养素含量远远高于鸡汤,汤中主要是脂肪和钠。另外肉汤中含有较高的嘌呤,对于心血管病患者和痛风患者尤其不利,建议少喝。

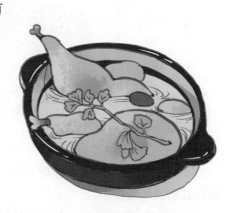

表1 瓦罐鸡的鸡肉和鸡汤部分主要营养素含量比较(每100克)

营养素	鸡肉	鸡汤
能量 / 千卡	190.0	27.0
蛋白质 / 克	20.9	1.3
脂肪 / 克	9.5	2.4
维生素 / 毫克	63.0	0
核黄素 / 毫克	0.21	0.07
盐酸 / 毫克	0.5	0
钙 / 毫克	16.0	2.0
钠 / 毫克	201.0	251.0
铁 / 毫克	1.9	0.3
锌 / 毫克	2.2	0

26. 心血管病患者吃什么水果好

心血管病患者每日应食用充足的水果量(200~400 克／日),且保证其新鲜度,尽量避免加工果汁,加工含糖饮料。

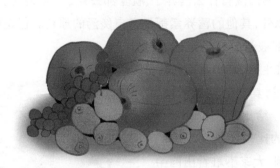

(1) 猕猴桃:猕猴桃有保护心肌、降低血清胆固醇的作用,可作为防治心脑血管病的保健食物。

(2) 葡萄:紫葡萄汁中含有类黄酮类化合物,能降低凝血因子血小板的活性,防止血液黏稠,从而预防血管阻塞,有益于预防心血管病。

(3) 柿子:柿子含有天然的阿司匹林样物质。阿司匹林有抗血小板聚合的作用,使血液黏度不会增高,不易形成凝块堵塞动脉,从而起到预防心血管病的作用。

(4) 西瓜:西瓜所含的许多成分都有抗血小板聚集活性,对预防心血管病有积极作用。

(5) 野生蓝莓:它的抗氧化力在蔬果列为首位,是银杏叶萃取物的 5 倍。其浆果含有的黄酮类化合物花青素,有助于提高高密度脂蛋白胆固醇水平,同时还可以减少与心血管病有关的体内炎症反应,有利于预防心血管病。其他富含花青素的食物还有草莓、紫茄子、李子和樱桃等。

(6) 山楂:山楂能显著降低血清胆固醇及甘油三酯,有效防治动脉粥样硬化,还能增加心肌收缩力,扩张冠状动脉血管。此外,山楂中的总黄酮有扩张血管和持久降压的作用。动脉硬化且伴有高血脂、高血压或冠心病者,每日可取生山楂 15~30 克,水煎代茶饮。

(7) 金橘:金橘中富含维生素 C,能加速胆固醇的转化,起到降脂和减缓动脉硬化的作用。金橘中还含有金橘苷等物质,可减少毛细血管脆性和通透性,减缓血管硬化,还能调节血压。因此,高血压及冠心病患者宜每天嚼食 5~6 枚金橘。

27. 听说柿子有助降血压,是真的吗

一般在不空腹的情况下,每次吃柿子不超过 200 克为宜。

柿子营养价值很高,含有丰富的蔗糖、葡萄糖、果糖、蛋白质、胡萝卜素、维生素 C、瓜氨酸、碘、钙、磷、铁以及锌。传统中医认为,柿果味甘涩、性寒、无毒;有清热去燥、润肺化痰、软坚、止渴生津、健脾、治痢、止血等功能,可以缓解大便干结、痔疮疼痛或出血、干咳、喉痛、高血压等症。柿子还含有丰富的膳食纤维,有良好的润肠通便作用,可以促进机体新陈代谢、降低血压。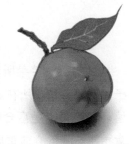

但是柿子性寒,若患有胃部寒凉者,不宜食用。也不宜空腹多食柿子,不宜吃生柿子,吃柿子时要去皮,吃完柿子后不宜再吃酸性食物。柿子中的鞣酸能与食物中的钙、锌、镁、铁等矿物质形成不能被人体吸收的化合物,使这些营养素不能被利用,故而多吃柿子容易导致这些矿物质缺乏。又因为柿子中含糖较多,所以人们吃柿子比吃同样数量的苹果、生梨更有饱腹感,从而会影响食欲,并减少正餐的摄入。柿子含有较多的果胶、单宁酸,上述物质都能与胃酸发生化学反应生成难以溶解的凝胶块,从而形成胃结石。

28. 哪些蔬菜对心血管病患者有益

心血管病患者需摄入新鲜蔬菜(400~500 克/日),并多食用绿色叶子蔬菜、十字花科蔬菜(如西蓝花、卷心菜和花椰菜)以及绿色和黄色蔬菜(如青豆、胡萝卜和辣椒)。

多摄入蔬菜有利于降低人体的炎症反应,降低冠心病的发作风险。流行病学研究证明,多吃蔬菜的人心血管病死亡率较低,特别是缺血性的心血管病。其中十字花科蔬菜和深绿色叶菜的作用得到肯定。

(1)菠菜:含有丰富的叶酸,能有效预防心血管病。此外,菠菜中的铁以及微量元素,还可起到补血的作用。

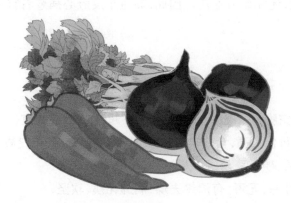

（2）芹菜：芹菜所含的芹菜碱，可以保护心血管。吃芹菜要吃叶子，因为叶子才是营养精华所在。叶子的维生素C比茎高，且富含植物性营养素，营养价值高。芹菜也是富含纤维素的食物。最新研究结果显示，多吃富含纤维素的食物能够降低心血管病发作的危险性。

（3）洋葱：洋葱含有前列腺素A，能降低外周血管阻力，降低血黏度，可用于降低血压。洋葱所含的葱素可以降低血液异常凝固的危险，降低血液中的胆固醇，预防血栓形成，因而可用来防治动脉硬化和血栓形成。

（4）茄子：在天然食物中含维生素PP最丰富的要算茄子，其中，紫茄子最高。维生素PP能增强人体细胞间的黏着力，增强毛细血管的弹性，减低毛细血管的脆性及渗透性，防止微血管破裂出血，使心血管保持正常的功能，防止硬化和破裂，所以经常吃些茄子，有助于防治高血压、冠心病、动脉硬化和出血性紫癜，保护心血管。

（5）大蒜：研究证明，生大蒜和大蒜汁可防止心脑血管中的脂肪沉积，诱导组织内部脂肪代谢，显著增加纤维蛋白溶解活性，降低胆固醇，抑制血小板的聚集，降低血浆浓度，增加微动脉的扩张度，促使血管舒张，调节血压，增加血管的通透性，从而抑制血栓的形成和预防动脉硬化。每天吃2~3瓣大蒜，是降压的最好最简易的办法，大蒜可帮助保持体内蒜酶的适当数量而避免出现高血压。

（6）西红柿：不仅各种维生素含量比苹果、梨高，而且还含维生素PP，它可提高机体氧化能力，消除自由基等体内垃圾，保护血管弹性，有预防血栓形成的作用。

29. 吃芹菜可能起到降血脂、降血压的效果吗

常吃芹菜,尤其是吃芹菜叶,对预防高血压、动脉硬化等有益,并有辅助治疗作用。

芹菜,属伞形科植物。有水芹、旱芹、西芹三种,功能相近,药用以旱芹为佳,旱芹香气较浓,称"药芹"。中医上,芹菜具有平肝清热、祛风利湿、除烦消肿、凉血止血、健胃利血、清肠利便、降低血压、健脑镇静的功效。常吃芹菜,尤其是吃芹菜叶,对预防高血压、动脉硬化等都十分有益,并有辅助治疗作用。临床对于原发性、妊娠性及更年期高血压均有效。

生活中,人们可能只吃芹菜的茎而把芹菜叶扔了,殊不知芹菜叶的营养价值更高。芹菜叶中含有丰富的钾和维生素 PP,维生素 PP 可以降低毛细血管的通透性、增加血管弹性,具有降血压、防止毛细血管破裂等功效。另外,芹菜中的芹菜素(APG)是一种天然存在的黄酮类化合物,具有广泛的生物活性作用,多项研究结果提示芹菜素具有降低高血压大鼠血压并保护心脏的作用。芹菜的芹菜苷、佛手苷内酯和挥发油能增进食欲、促进血液循环。

但是要注意的是,芹菜不能代替药物发挥治疗作用,还是要规律服药;也不宜顿顿吃,否则其他种类的蔬菜摄入不足,缺少来自其他蔬菜中的营养,影响身体健康。

30. 吃洋葱可能起到降血脂、降血压的效果吗

洋葱中前列腺素 A 有维护心血管健康、降血压作用。

但是不能代替药物发挥治疗作用,还是要规律服药;也不宜顿顿吃,否则会减少其他种类蔬菜的摄入量,不利于食物多样化,最终因缺少其他食物中的营养素而影响身体健康。

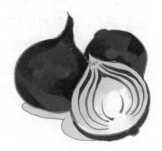

31. 大蒜对心血管病患者有好处吗

是的。大蒜可防止心脑血管中的脂肪沉积,促使组织脂肪代谢,降低胆固醇,降低血液浓度,促使血管舒张,调节血压,抑制血栓的形成和预防动脉硬化。

大蒜本身怕热而又怕咸,生吃最好。在食用大蒜时最好捣碎成泥,将蒜泥先在室温放置 10~15 分钟,原理是大蒜中含有蒜氨酸与蒜酶,把大蒜碾碎放置一会能让这两种物

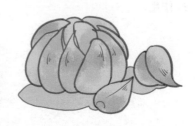

质更好地接触,从而形成大蒜素,对于预防心血管病的效果是最好的。大蒜对身体有好处,但也不宜过量,否则过辣对肠胃会有刺激,只要每天坚持吃 2~3 瓣生大蒜就可以了,并且最好不要空腹食用。

32. 心血管病患者能吃芥末、辣椒吗

建议心血管病患者少吃或不吃芥末、辣椒。

适量食用辣椒对健康有益。辣椒素(CAP)是辣椒中所含的主要成分,其

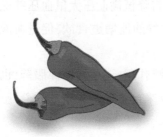

可特异性激活 TRPV1 受体,具有预防心血管病、治疗支气管炎、止痛、抗癌等多种药理学作用。有动物实验证实,CAP 可以明显降低缺血再灌注引起的线粒体氧化应激损伤,减少细胞凋亡,改善心脏功能,减轻大鼠离体心脏缺血再灌注损伤,是一种潜在的治疗缺血再灌注心肌损伤的保护药物。此外,辣椒素还能减轻

高盐致高血压及左室心肌肥大与纤维化的效应。研究显示,长期慢性摄入辣椒可预防和改善心功能异常与心律失常。而芥末也有预防高血脂、高血压、心脏病、减少血液黏稠度等功效。

但是,并不建议食用过量辣椒和芥末,因为辣椒和芥末是刺激性较强的食物,而且辣椒中的辣椒素也会使循环血量增加,心跳加快,诱发心动过速。因此心脏病患者在患病期间应尽量注意清淡饮食,少吃或不吃芥末、辣椒,否则会妨碍病情的好转。

33. 玉米须有降血压的作用吗

在动物研究中发现玉米须有降压作用。

玉米须资源丰富、价格便宜,除具有利尿、降压作用外,还有凝血、降脂之功,对预防心脑血管病有很好的疗效。

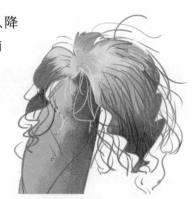

国内外的大量实验表明玉米须有一定降压作用。首先,动物实验中,有研究显示玉米须的水浸液和乙醇浸出液对犬、猫及家兔有显著降压作用,在低浓度时对末梢血管有扩张作用;玉米须水提取物注射到高血压大鼠腹内,可使其血压下降,当注射停止,血压又升高,且此提取物对血压正常的大鼠无影响;玉米须水提物对自发性高血压大鼠的降压作用机制可能与降低血管紧张素Ⅱ水平和抗氧化应激有关。其次,在临床试验中,硝苯地平控释片加玉米须(钙拮抗剂＋利尿剂)治疗原发性高血压疗效明显优于单用硝苯地平控释片者;玉米须在配合妊娠期高血压疾病常规治疗的临床应用效果显著;采用玉米须治疗初诊高血压病,在常规降压治疗的同时,加服玉米须60克/天(加水2升,煎至300毫升,每日3次),服药3个月后血压均明显下降,有效率为91.3%。

但值得注意的是,玉米须在临床高血压的治疗中,仅仅起到预防作用和辅助作用,仍然需要配合规范的降压药使用。

34. 营养都在汤里,应该多喝汤对吗

这种做法不科学。

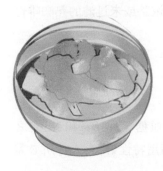

有许多人,尤其是老年人,认为煮蔬菜时的菜汤最有营养,所以很多人吃完菜会把剩余的菜汤充当水喝了,或者用馒头蘸着菜汤吃掉,其实这种做法非常不科学,因为菜汤里面油、盐含量都很高,长期喝很容易患高血压和高脂血症,会有增加心脑血管病的患病风险。有些肉汤里嘌呤含量较高,长期喝汤还容易增加痛风的风险。汤里面确

实会有一些菜的营养成分,但是主要的营养成分还是在菜里。

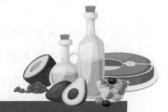

(二) 传统养生类

1. 喝茶或咖啡对心血管病患者有什么影响吗

茶中富含多种生物活性成分,如茶多酚、茶氨酸、茶多糖、咖啡因等,综合研究结果显示,增加饮茶(每天大于 12 克)可降低心血管病的发病风险及降低心血管疾患者的血压、低密度脂蛋白和总胆固醇水平。咖啡含有咖啡因、绿原酸、单宁等成分,摄入可降低心血管病风险,包括冠心病和脑卒中。每日 2~4 杯的中等咖啡摄入可能降低心血管病风险。但是,也有研究显示,短期的咖啡因摄入可能增高血压,而长期的咖啡因摄入可能有助于降低血压。目前,关于咖啡因对血压的影响存在争议,咖啡因对血压的急性和慢性影响可能不同。在现行高血压指南中没有关于咖啡摄入量的具体建议。

综上,正常人适量饮用淡茶(每日 1~2 杯)或咖啡(不超过 250 毫升)是可以的;但患有心血管病、高血压病、甲亢的人应慎重饮茶或咖啡,因其中的咖啡因会使心跳加快、血压升高,可能加重病情。摄入浓茶或未过滤的熟咖啡也很可能会增加患病风险。

2. 苦荞茶能不能降血脂

苦荞即苦荞麦,被誉为是三降食品(降血压、降血糖、降血脂)和"五谷之王"。苦荞拥有独特、全面、丰富的营养成分,而且药用特性好,有人体所必需的多种营养成分。炒制后做成的苦荞茶饮,每日饮用对三高患者有辅助治疗作用。但是仍然不能代替药物的作用,不能寄希望于只靠喝苦荞茶降血脂。

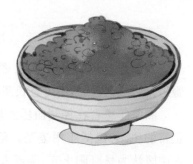

3. 丹参茶可以降三高吗

有辅助作用。丹参是唇形科植物丹参的干燥根和根茎,有效成分有水溶性和脂溶性两大类,脂溶性(二萜醌类化合物)主要是丹参酮、丹参酮ⅡA、隐丹参酮等,其除具有明显抗炎作用外,还具有类雌激素样和抗心肌缺血等作用;水溶性部分(酚性酸类化合物)具有较强的抗心肌缺血作用,主要活性成分有丹参素、原儿茶醛、咖啡酸、迷迭香酸及甲酯、丹酚酸A、丹酚酸B、丹酚酸C等。但不能代替药物的作用。

4. 罗布麻茶可以降三高吗

在现有的动物实验证明也许有效,尚无可靠的人群研究证明对人体有效。罗布麻茶是用罗布麻的嫩叶蒸炒揉制后当茶叶饮用,通过抑制心血管病中导致内皮功能紊乱的主要因素——超氧阴离子的产生,及其与一氧化氮反应产生的更多活性氧,来维持血管内皮功能,预防动脉粥样硬化、高血压等疾病的发生。有研究表明,罗布麻茶显著降低了大鼠主动脉的超氧阴离子产生,长期给药更降低了主动脉收缩压。罗布麻中的罗布麻宁能抑制高胆固醇血症小鼠的动脉粥样硬化进程,此外还能减缓受损心脏的肥大与纤维化,可能对抑制心房颤动有效。

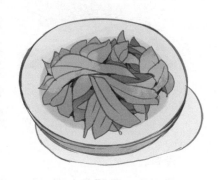

5. 高血压能喝姜茶吗

如果想要长期服用姜茶,要在中医师的指导下服用,因为有些体质不适宜长期服用。

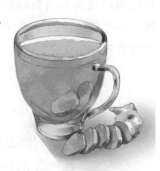

高血压患者在控制血压的基础上可以进行正常的生活,包括服用姜茶。但是一般高血压病中医认为是肝阳上亢,阴虚火旺,而姜茶为辛辣热性食物,所以姜茶不会起到降压的作用。

6. 喝菊花茶可以降血压吗

菊花有药用菊花、茶用菊花和园林观赏菊。茶用菊花比较有名的有贡菊、杭菊、滁菊、亳菊。菊花具有降血压和扩张冠状动脉作用,长期饮用能调节心肌功能、降低胆固醇,适合中老年人饮用。其有效成分为总黄酮类物质,其降压作用可能为各单体成分协同作用的结果。同时,菊花茶香气浓郁,提神醒脑,也具有一定的松弛神经、舒缓头痛的功效。中医多用以主治咽喉肿疼、风热感冒、头疼、高血压等病症。若长期食用,还有利血气、轻身、延年的功效。

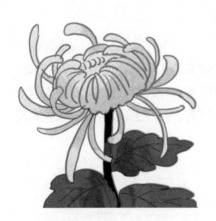

虽然喝菊花茶对于降血压有用,但也并非人人皆宜。因为菊花性微寒,比较适合于阴虚阳亢或实热体质的人服用,对于气虚胃寒,食少泻泄之人,不宜用之。现代研究也发现,极少数人长期大量饮用菊花茶会出现食欲减退、腹疼腹泻、咽喉疼痛加重等症状。所以,在饮用菊花茶时必须因人而异。

7. 喝奶茶有助于保护心血管吗

没有。

德国的一项研究发现,原本有助于促进血液循环、保护心血管的红茶,在加入牛奶之后饮用,将失去上述功效。德国柏林沙里泰医院的心血管专家曾让 16 名健康志愿者分别饮用红茶和奶茶,并通过超声波观测他们手臂动脉的变化,结果发现,加入牛奶的红茶失去了预料中的扩张动脉血管的功效。沙里泰医院的专家施坦格尔表示,在红茶中加入牛奶后,红茶中的抗氧化物将与牛奶中的酪蛋白中和,因而无法发挥保护心血管的功效。

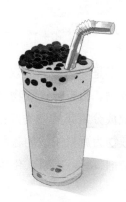

9. 心血管病患者可以喝药酒吗

药酒是酒与中医的完美结合,但不建议心血管病患者饮用药酒。

我们日常生活中常说的药酒是指以发酵酒、蒸馏酒等为酒基,直接在酒中加入中草药或用已配制好的药酒制成有一定功能的药酒。药酒有明确的适应证、禁忌证、限量、限期,必须在医生指导监督下使用。药酒毕竟不是普通酒,不是人人都适合。只有对症服用药酒才能更好地发挥药效,否则服用者不仅没有获得疗效,反受其害。所以饮用者需在辨清自身体质与身体状况后谨慎购买使用。

值得注意的是,心血管病患者如高血压、冠心病等患者在服用硝酸甘油、利血平、胍乙啶、复方降压片、地巴唑、消心痛等降压药和噻嗪类等利尿降压药

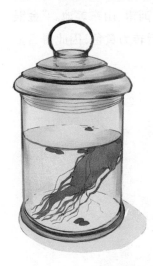

时,不可服用药酒。因为酒精可以扩张血管,从而增强降压作用,可能会导致低血压,尤其是对于服用血管紧张素转化酶抑制剂和利尿降压药的患者,饮酒后会使血压降低太过,导致眩晕、头昏眼花,甚至晕倒。β受体阻滞剂是治疗高血压药物中的一类,而酒精会降低β受体阻滞剂的药效,会对心血管病患者发作或心力衰竭、胸部疼痛或心律异常等的心血管病的治疗带来不良影响。世界卫生组织报告显示,心血管病已成为威胁人类健康的第一大杀手,长期过量饮酒一直是心血管病患者的大忌,因此不建议已经罹患心血管病的患者饮用药酒。

9. 银杏叶提取物对治疗心血管病是必需的吗

不是必需的。建议心血管病仍以药物治疗为首选，不可盲目服用银杏叶提取物。银杏叶提取物是以银杏叶为原料，采用适当的工艺和溶剂，提取到的有效成分富集的一类产品，而不是直接吃叶子或是用银杏叶煮水。以银杏叶提取物为原料制成的各种产品，广泛应用于众多领域，如药物、保健食品、食品添加剂、功能性饮料、化妆品等。

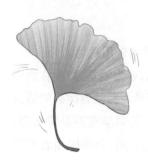

银杏叶提取物是目前国际上使用最为广泛的中药提取物之一，主要成分是银杏黄酮和银杏内酯类化合物，具有抗氧化以及清除自由基的作用，对心血管病可起到一定的防治作用，但效果也会受剂量以及其他因素的影响。目前国内外仍在研究银杏叶提取物是否可以广泛运用，所以说它对心血管病不是必需的。

10. 金银花是药还是食品，可以降血压吗

金银花，为忍冬科植物的干燥花蕾或初开的花，是一味重要的清热解毒的中药材。金银花在我国南北各地均有分布，主产于河南、山东等地。"金银花"一名出自《本草纲目》，由于忍冬花初开为白色，后转为黄色，因此得名金银花。夏初花开放前采摘，阴干。性味甘寒，归肺心胃经。

金银花自古以来就以它的药用价值广泛而著名，被誉为清热解毒的良药。它性味甘寒，气芳香，甘寒清热而不伤胃，芳香透达又可祛邪。金银花具有清热解毒、疏散风热的功效，多用于痈肿疔疮，为治一切内痈外痈之要药，外感风热、温病初起所致的发热、心烦、头痛等症，还可用于咽喉肿痛、小儿热疮及痱子等。需要注意的是脾胃虚寒及气虚疮疡脓清者忌用。

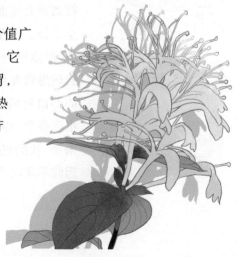

11. 吃生杏仁还是熟杏仁

不能吃生杏仁,可以吃熟杏仁,如果有过敏症的患者不建议吃。

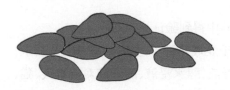

生杏仁即苦杏仁,含有一种叫作苦杏仁苷的物质。它被口腔内的唾液水解时,会释放出剧毒物质——氢氰酸。氢氰酸能与组织细胞含铁呼吸酶结合,使组织细胞无法利用氧气,人就会出现缺氧症状,从而造成中毒。一般儿童生吃杏仁 20 粒、成人吃 50 粒左右,即可发生中毒。但炒熟或煮熟的杏仁或经过加工的杏脯、杏干,毒素大都已被破坏,吃了不会中毒。

杏仁含有维生素 E 等抗氧化物质,能预防疾病和早衰。其营养价值很高,尤其是对心血管有益的多不饱和脂肪酸含量高,占总脂肪的 95% 以上。因此,心血管病患者可以适当选择吃熟杏仁,但不能吃生杏仁。

12. 心血管病患者可以吃坚果吗

坚果是植物的精华部分,其营养丰富,富含蛋白质、油脂、矿物质、维生素,对人体生长发育、增强体质、预防疾病有极好的功效。坚果富含 ω-3 多不饱和脂肪酸、植物固醇、维生素 E、植物纤维素和左旋精氨酸,可以降低胆固醇,预防动脉粥样硬化和冠心病。过去几项研究均表明,坚果为心血管病的保护因素,每天摄入 28 克坚果,可使心血管病的发病风险降低 28%。另外,坚果中多数是不饱和脂肪酸,可用于替代肉蛋奶中的饱和脂肪。因此,适量摄入坚果,对于控制和预防心脑血管病都有益处。

但是,因坚果中 80% 是脂肪,热量比较高,需长期坚持并适量吃效果较好。美国心脏病学会建议每周摄入 4 次以上坚果,每次不超过 50 克。中国居民膳食指南推荐平均每周 50~70 克(平均每天 10 克左右),如

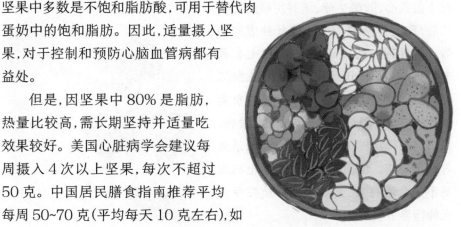

果摄入过多,应减少一日三餐的饮食总能量。

13. 决明子可以降血压吗

目前决明子的降压效果只在动物实验中得到验证。

决明子是豆科植物决明或小决明的干燥成熟种子,具有清肝、明目、利水、通便的作用。有研究表明,决明子的水浸液、醇水浸液、醇浸液对麻醉犬、猫、

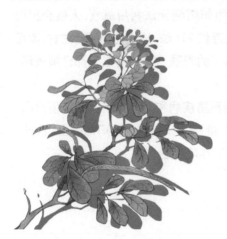

兔等皆有降压作用。但浸剂对麻醉兔降压作用不明显,而用决明子酊5毫升,降压较明显,且持续时间较长,用同量烯醇静注,亦可降压(可立即恢复)。此外,决明子对离体蟾蜍心脏有抑制作用;对血管有收缩作用(下肢灌注法)。在慢性实验中,煎剂每日2克(生药)/千克,无降压作用。如拟用决明子降压需咨询中医医生,根据人不同体质决定用量及方法。

14. 对于心血管病患者来说可以吃田七、海马吗

田七和海马药用价值丰富,均是经济价值较高的名贵中药材。田七又称三七,是五加科植物,海马是刺鱼目海龙科暖海生小型鱼类。田七生用的话有止血强心、散瘀生津、消肿定痛的显著功能;熟用有活血、补血、强壮补虚的功效。另外现代药理研究证实,田七有调节血压、扩张冠状动脉、增加冠脉血流量、降低心脏耗氧量、减轻心肌工作负担的作用,被广泛地应用于防治心血管病。海马具有强身健体、补肾壮阳、调气活血等药用功能。但值得注意的是田七和海马不适合所有人,需要根据体质在专业医师指导下服用。

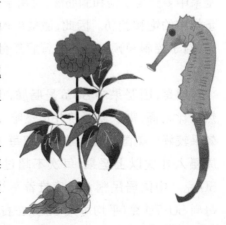

15. 阿胶对哪类心血管病患者有益处

阿胶在中药上指用驴皮加水熬成的胶，可以用于气虚血少的心血管病患者。阿胶性平、味甘；归肺、肝、肾经；具有补血滋阴、润燥、止血的功效，适用于

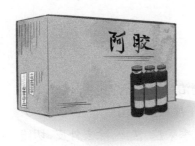

阴虚体质和血虚体质人群。建议一天用量控制在 15 克以内。

食用阿胶的注意事项：阿胶质地黏腻，消化能力弱的人不宜食用。内火旺盛的人不适宜服用阿胶。在感冒、咳嗽、腹泻等疾病期间或月经来潮时，应停服阿胶，待病愈或经停后再继续服用。

16. 枸杞子是药还是食品，可以降血压吗

枸杞已载入《中华人民共和国药典》（2010 年版），是原卫生部批准的药食两用的食物，其具有降血压的作用，但应根据个人健康状况在专业医师指引下使用，不建议大量食用。

枸杞，是茄科、枸杞属植物，是人们对商品枸杞子（枸杞的干燥成熟果实）、植物宁夏枸杞、中华枸杞等枸杞属下物种的统称。人们日常食用和药用的枸杞子多为宁夏枸杞的果实"枸杞子"，主产于宁夏、甘肃等地。夏秋季节果实呈橙红色时采收，除去果柄，置阴凉处晾至果皮起皱纹后，再暴晒至外皮干硬，果肉柔软即得，遇阴雨可用微火烘干。目前市面上流行的黑枸杞是黑果枸杞的干燥果实，其较特殊的成分是花青素和枸杞多糖，保健价值稍高于红枸杞，但市场价格虚高。

枸杞性味甘平，归肝肾经，具有滋补肝肾，益精明目的功效，多用于肝肾阴虚导致的两目干涩、内障目昏、头晕目眩、腰膝酸软、失眠多梦及潮热盗汗等症。

关于枸杞还有一段神奇的传说。盛唐时期，一帮西域商人路过宁夏，傍晚在客栈住宿，看到一名年轻女性在斥责一个老人。有个商人看不下去了，就问女子："你为什么这样打骂老人？"谁知道，那个

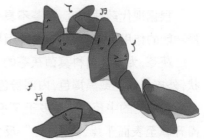

女子说："我训斥自己的孙子,关你什么事?"听到的人都大吃一惊,原来,这个女子已经130多岁了,老汉也90多了。女子责骂老汉是因为他不肯遵守族规服用草药,弄得未老先衰、两眼昏花。商人听了很震惊,赶紧向老寿星讨教高寿的秘诀。老寿星说自己长寿的秘密是四季都吃宁夏枸杞。后来枸杞传入中东和西方,被誉为"东方神草"。

17. 天花粉对心脏病有效吗

根据现代药理研究,未发现天花粉对心脏病治疗有显著的作用。

天花粉,为葫芦科植物栝楼或双边栝楼的干燥根。全国南北各地均产天花粉,以河南安阳一带产者质量较优。秋、冬二季采挖,洗净,除去外皮,切段或纵剖成瓣。

天花粉性味甘、微苦、微寒,归肺胃经,具有清热泻火、生津止渴、消肿排脓等功效,多用于热病烦渴、肺热燥咳、内热消渴和疮疡肿毒等证。需要注意的是,其不宜与乌头类中药材同用。天花粉一般无毒副作用,用水煎服也无明显的副作用,但若剂量过大,会有胃不舒适和恶心反应。高敏状态的患者服用,可能会发生过敏反应而出现皮疹。使用天花粉时要谨慎小心,不要盲目跟随别人使用。同时天花粉也有一些使用禁忌,有抗早孕和致流产作用,可使胚胎坏死、液化,终至完全吸收。

18. 茯苓是药还是食品,可以降血压吗

根据现代药理研究,茯苓不具有明确的降血压作用,但具有护肝和增强免疫功能的作用,应在专业中医师指导下使用。

茯苓,为多孔菌科真菌茯苓的干燥菌核,常寄生在松树根上,形如甘薯,球状,外皮淡棕色或黑褐色,内部粉色或白色,精制后称为白茯苓或者云苓,是一味应用广泛的中药。茯苓多于7~9月采挖,挖出后除去泥沙,堆置"发汗"后,摊开晾至表面干燥,再"发汗",反复数次至现皱纹、内部水分大部散失后,阴

干,称为"茯苓个";或将鲜茯苓按不同部位切制,阴干,分别称为"茯苓块"和"茯苓片"。

茯苓可野生或栽培,主产于云南、安徽、河南等地,产云南者称"云苓",质量优良。茯苓性味甘淡平,归心脾肾经,具有利水消肿、渗湿、健脾、宁心等功效,多用于水肿、痰饮、脾虚泄泻、心悸失眠等症。需要注意的是体质偏寒者忌用。

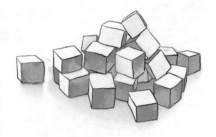

19. 高血压、心脏病患者能吃人参吗

根据现代药理研究,人参具有显著的强心作用,但其药理活性常因机体功能状态不同而呈双向作用。又因为心脏病及高血压发病机制的复杂性,应在专业医师指导下用药,切勿自己误用滥用。

人参,为五加科植物人参的根,是地球上最古老的孑遗植物之一,是一味拯危救脱的中药材。人参主产于东三省,野生者为"山参",栽培者为"园参"。园参一般栽培6~7年后收获。鲜参洗净后干燥者称"生晒参",切片或粉碎用。人参性味甘、微苦、平,归肺脾心经。中国是世界上最早应用人参,并用文字记载人参的国家。甲骨文时期就有"参"字,这是个典型的象形文字。人参具有大补元气、补脾益肺、生津、安神益智等功效,多用于元气虚脱证、肺脾心肾气虚证、热病气虚津伤口渴及消渴证,还可用于倦怠乏力、食少便溏等脾气虚衰症状,又可用于改善心悸怔忡、胸闷气短等心气虚衰症状。需要注意的是不宜与藜芦同用。

20. 高血压、心脏病患者能吃冬虫夏草吗

根据现代药理研究,冬虫夏草对于心肌缺血和应激性心梗有一定的保护作用,但还是要在专业医师指导下使用。

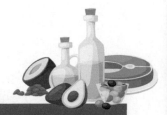

冬虫夏草仅仅是我国 190 多种虫草中的一种,主产于青藏高原上,又简称"虫草"。冬虫夏草,为麦角菌科真菌冬虫夏草菌,是一味价格昂贵的中药材,是寄生在蝙蝠蛾科昆虫幼虫上的子座及幼虫尸体的复合体。夏至前后,在积雪尚未融化时入山采集,挖出后,在虫体潮湿未干时,除去外层泥土及膜皮,晒干;或黄酒喷洒使之变软,整理平直,微火烘干。冬虫夏草性味甘温,归肾肺经,具有补肾益肺、止血化痰的功效,多用于阳痿遗精、腰膝酸软和久咳虚喘、劳嗽痰血。需要注意的是有表邪者不宜用。

2016 年 2 月 4 日,原国家药品监督管理局发出通知,冬虫夏草粉及纯粉片产品中,砷含量为 4.4~9.9 毫克 / 千克,长期食用冬虫夏草、冬虫夏草粉及纯粉片等产品会造成砷过量摄入,并可能在人体内蓄积,存在较高风险。2018 年 3 月 8 日,原国家食品药品监督管理总局网站发布关于停止冬虫夏草用于保健食品试点工作的通知,这是原国家食品药品监督管理总局继 2016 年 3 月 4 日发布该通知后的第二次发布,可见国家相关部门对该通知的重视。为什么不允许冬虫夏草用于保健食品呢? 因为冬虫夏草属中药材,并不是药食两用,因此不能作为保健品原料。

（三）保 健 品 类

1. 什么是保健食品

保健食品源于美国的"dietary supplement",其中"dietary"是膳食的意思,"supplement"是添加或补充的意思,特别是补充不足或补足欠缺的含义。"dietary supplement"常有补足日常膳食摄入不足的营养之意。

根据《食品安全国家标准保健食品》(GB16740—2014)的规定,保健食品的定义是:声称并具有特定保健功能或者以补充维生素、矿物质为目的的食品,即适用于特定人群食用,具有调节机体功能,不以治疗疾病为目的,并且对人体不产生任何急性、亚急性或慢性危害的食品。

2018 年 12 月 20 日,国家市场监管总局关于进一步加强保健食品生产经营企业电话营销行为管理的公告中明确规定,保健食品经营者以电话形式进行保健食品营销和宣传时,应当真实、合法,不得作虚假或者误导性宣传;不得明示或暗示保健食品具有疾病预防或治疗功能;不得利用国家机关、医疗单位、学术机构、行业组织的名义,或者以专家、医务人员和消费者的名义为产品功效作证明;不得虚构保健食品监制、出品、推荐单位信息。

2. 保健食品都没有副作用吗

保健食品的开发生产和服用与药品不同,保健食品不可能像药品一样有治病的速效性,但要求它必须无毒。

根据《食品安全国家标准 保健食品》(GB16740—2014)的规定,保健食品对人体不产生任何急性、亚急性或慢性危害,即在按照产品说明书食用的情况下不会有副作用。若需要调整剂量或多种保健食品同时食用者,需在专业人士指导下使用,例如多维元素片和维生素 D 补充剂同时使用时,因两种保健食品都含有维生素 D,若不调整剂量,仍按说明书食用可能会出现维生素 D 摄入超标的情况。

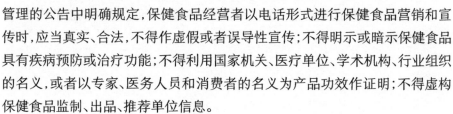

保健食品的原料也是多种多样的,比如番茄红素就是西红柿的提取物,原花青素就是葡萄籽里面的提取物,比如初乳片可直接快速增强人体的免疫力。这些都是无毒的、纯天然的保健食品,对人体的伤害微乎其微。

只有不良商家才会偷偷在保健食品原料里私自添加特定的药物,以达到快速见效的目的,这就需要我们擦亮眼睛,选择国家批准的企业生产的保健食品。

3. 目前,我国的保健食品有哪些保健功能

《保健(功能)食品通用标准》(GB 16740—1997)规定,保健食品应有与功能作用相对应的功效成分及其最低含量。

功效成分是指能通过激活酶的活性或其他途径,调节人体功能的物质,目前主要包括:

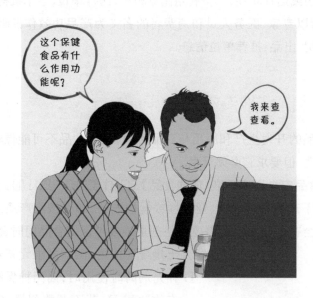

(1) 多糖类:如膳食纤维、香菇多糖等。

(2) 功能性甜味料(剂):如单糖、低聚糖、多元醇糖等。

(3) 功能性油脂(脂肪酸)类:如多不饱和脂肪酸、磷脂、胆碱等。

(4) 自由基清除剂类:如超氧化物歧化酶(SOD)、谷光甘酞过氧化酶等。

(5) 维生素类:如维生素 A、维生素 C、维生素 E 等。

(6) 肽与蛋白质类:如谷胱甘肽、免疫球蛋白等。

(7) 活性菌类:如聚乳酸菌、双歧杆菌等。

(8) 微量元素类:如硒、锌等。

（9）其他类：二十八醇、植物固醇、皂苷等。

国家食品药品监督管理总局公布的保健食品的 27 种功能。

（1）增强免疫力功能。

（2）改善睡眠功能。

（3）对化学性肝损伤有辅助保护功能。

（4）增加骨密度功能。

（5）提高缺氧耐受力功能。

（6）对辐射危害有辅助保护功能。

（7）缓解体力疲劳功能。

（8）缓解视疲劳功能。

（9）祛痤疮功能。

（10）祛黄褐斑功能。

（11）改善皮肤水分功能。

（12）改善皮肤油份功能。

（13）辅助降血脂功能。

（14）辅助降血糖功能。

（15）抗氧化功能。

（16）辅助改善记忆功能。

（17）促进排铅功能。

（18）清咽功能。

（19）辅助降血压功能。

（20）促进泌乳功能。

（21）减肥功能。

（22）改善生长发育功能。

（23）改善营养性贫血功能。

（24）调节肠道菌群功能。

（25）促进消化功能。

（26）通便功能。

（27）对胃黏膜损伤有辅助保护功能。

在产品包装上宣称有除以上 27 种以外保健功能的都不是正规保健食品。

4. 保健食品有什么特殊标志

（1）看标识。保健食品包装上有"蓝帽子"标识，有此标识才算是保健食品。需要特别警惕的是，无标识的属"食准字"，是普通食品。另外，保健食品包装盒上应注明以下内容：净含量及固形物含量、配料、功效成分、保健功能、适宜人群、食用方法、生产日期及保质期、储藏方法、执行标准、生产企业名称及地址。

保健食品标识为"蓝帽子"，具体如下：

卫食健字（年份）第***号
中华人民共和国卫生部批准

**2003年以前批准的
国产保健食品**

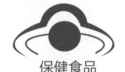

卫进食健字（年份）第***号
中华人民共和国卫生部批准

**2003年以前批准的
进口保健食品**

国食健字G年份****
国家食品药品监督总局批准

**2004年以后批准的
国产保健食品**

国食健字J年份****
国家食品药品监督总局批准

**2004年以后批准的
进口保健食品**

国食健注G年份****
国家食品药品监督总局批准

**2016年以后批准的
国产注册保健食品**

国食健注J年份****
国家食品药品监督总局批准

**2016年以后批准的
进口注册保健食品**

（2）看批准文号。在"蓝帽子"下面，从 2004 年起，"卫食健字"统一更换为"国食健字"。批准文号为"国食健字"。

（3）看保健功能（非治疗效果）。看外包装与宣传说明书内容是否一致。保健食品不得宣传疗效，不得有暗示可使疾病痊愈的宣传，如抑制肿瘤生长、提高性功能、消除脂肪肝、治疗高血压等，否则属于违法行为。另外，一种产品只有一个功能，如果宣称具有多种功能，也是违法的。

5. 如何辨别保健食品的真伪

（1）看产品是否有"蓝帽子"标识，同时需标注保健食品的注册批文号，无该标识的不是保健食品。

（2）保健食品包装标识应满足《保健食品标识管理规定》的要求，同时与保健批文信息内容一致。内容信息包含：产品名称、执行标准号、配料成分、营养成分、保健功能、适宜人群、不适宜人群、生产日期、保质期、贮存条件、公司名称、生产许可编号、生产地址、产地等基本信息；

可登录国家食品药品监督管理总局官网查询保健食品相关信息，无相关信息的均为假冒产品。

6. 购买保健食品时应提防哪些销售陷阱

（1）宣称"药到病除"：保健食品不是药品，不能声称具有治疗功效。凡是声称可以治疗某种疾病如"根治""药到病除"等用语，或者以"无效退款""无毒副作用"等承诺，都是骗子。

（2）假冒"健康讲座"：一些不法商家利用"访谈、讲座、采访、座谈会"等形式为幌子，邀请一些假冒专家、教授和老中医在现场进行"养生"讲座，顺便兜售保健食品。所有号称必须要吃保健食品的专家、教授和老中医都是骗子。

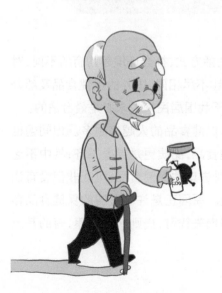

（3）虚构"权威证明"：非法保健食品商人最喜欢假借你知道、但是不了解的国内国际权威机构、医疗机构、学术机构、行业组织的名义，进行很难证实的虚假广告内容，比如"世界卫生组织研究表明……""哈佛大学教授说……""美国卫生部规定……"等，为产品的功效作说明，以增强产品的权威性和说服力。

7. 进口保健食品是否保健效果更好

不是。现在社会上存在迷信进口货的现象,对于那些进口药、进口保健食品更是盲目推崇。且不说国家对于进口药规定如何严格,就算是对于进口保健食品也与国内生产的保健食品一样严格管理,而且在销售时需要贴中文标签。不管是进口保健食品还是国产保健食品,都需要经过严格的审批和监管,只要是正规厂家生产的,经过国家认可的保健食品,品质都是有保证的。

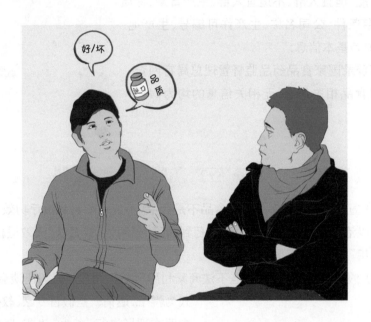

另外,不同国家和地区居民的人种、生活方式、社会环境等均有所不同,对营养素的需求也不一样,因而保健食品配比不尽相同,国外的保健食品及部分进口保健食品对其本国居民来说适合,对于我国居民来说未必是最合适的。

近年来,通过朋友圈和海外代购进口保健食品的人越来越多。但问题也跟着来了,市场上充斥着多款进口的保健食品,品质更是参差不齐,其中不乏挂羊头卖狗肉的假冒进口产品。服用假冒进口的保健食品,可能非但没有让自己的身体越来越好,反而引起身体不适。原因正是许多假冒的保健食品存在非法添加违禁药物的情况,其危害轻则损失钱财,重则伤害健康,有的甚至可能致命。

8. 网购进口保健食品时应注意什么

（1）选择产品：要充分了解产品功能，选择正规品牌，谨防虚假广告。网购保健食品首先要认准正规的保健食品专用标志。正规的保健食品会在产品的外包装盒上标出天蓝色的"蓝帽子"样的保健食品专用标志。

网购未在国内申报保健食品的外国保健食品时，一定不要轻信广告宣传，自己要有准确的判断，或寻求专业人士的帮助。关于该产品所含营养对身体功能的作用、副作用等一系列问题都要有很详细的了解，然后决定是否选择购买。对于所谓的"网红国外保健食品"，在不了解的情况下，最好不要贸然尝试，不做小白鼠。

（2）选择商家：应选择正规的网上商城，谨防钓鱼网站。越来越多的人选择网购保健食品，而假借保健食品销售的钓鱼网站也大量增多，这样一些网站会利用虚假资质设置消费陷阱欺骗消费者，需严加提防。

（3）不贪小便宜，拒绝低价陷阱。不同网购平台保健食品价格相差较大，有时候甚至同一网购平台不同销售渠道的保健食品价格都有很大差异。在这种情况下大家应该如何选呢？保健食品毕竟是需要吃进去的，食品安全和有效是最重要的，在购买保健食品的时候，务必要通过正规销售渠道购买正规产品，切不可因小失大，选择正规产品才是关键。

9. 购买单一维生素、矿物质类保健食品，应该买国产还是进口产品

维生素、矿物质类保健食品又叫营养素补充剂，以补充膳食中维生素、矿物质摄入不足为主要目的，分为仅补充单一维生素、矿物质的保健食品（如维生素 C 片、海藻油胶囊、钙片、葡萄糖酸锌等）和补充多种维生素、矿物质的保健食品（如多维元素片、钙镁片、铁加叶酸片等）。

不同国家和地区居民的体质有所不同，对营养素的需求也不一样，各国的补充单一维生素、矿物质类保健食品都是以本国人群膳食摄入和营养素需求

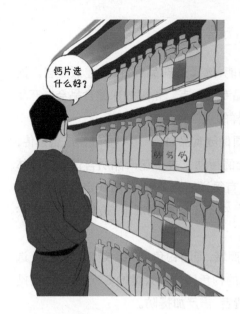

为基础的,故补充单一维生素、矿物质类保健食品推荐每日摄入量不一致,若购买进口产品,需在专业人士指导下进行每日摄入剂量调整。

国内生产的保健食品较之国外,使用剂量以及食用方法更适合国人体质,且价格相对便宜,方便购买。

例如欧美国家的钙片一般推荐餐后即食,而国产保健食品一般不这样推荐。因为中国人的饮食里面有较多的草酸、植酸,和钙剂同时食用,会在肠道和钙生成不溶性的草酸钙和植酸钙,影响钙剂的吸收。且欧美国家的钙片单片含钙量较高,约为 1 000 毫克,中国成年人一天仅需要 800 毫克。

10. 购买复合维生素、矿物质类保健食品,应该买国产还是进口产品

补充复合维生素、矿物质类保健食品不建议购买纯进口的产品。

复合维生素、矿物质类保健食品普遍含有多种维生素和矿物质,其含量和比例也都是以其本国人群膳食摄入和营养素需求为基础的,进口复合维生素、矿物质类保健食品其含量和比例与中国人需求不一致,很难通过简单的调整摄入剂量来达到最优配方。

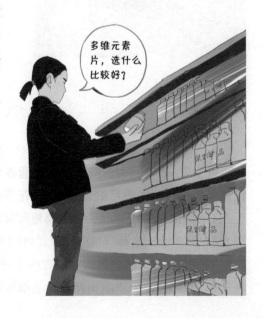

例如:因美国人群总体碘摄入偏低,美国产的复合维生素、矿物质类保健食品普遍含有碘,且补充剂量较高。中国因实施全民食盐加碘,人群碘营养适宜,因此针对中国人

群的复合维生素、矿物质类保健食品普遍不含碘或含碘量较少。碘的安全剂量范围较窄，为每天120~600微克，中国人若选择美国含碘的复合维生素、矿物质类保健食品，会增加碘摄入过量的风险。

11. 购买特定保健功能类保健食品，应该买国产还是进口产品

　　购买保健食品首先应认准"蓝帽子"、国家批文、注册证号，无论是国产还是进口都不例外。我国目前规定的保健食品功能有27种，选购特定保健功能类保健食品要仔细辨别其保健功能是否是27种之一。特定保健功能类保健食品可因研发公司的不同产生不一样的效果，但无论是国产还是进口产品差异不会太大，选择时可进行对比或咨询医生再进行购买。

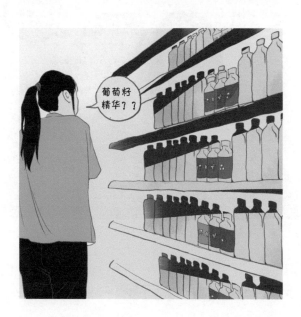

12. 是否所有人都需要补充保健食品

　　不是。可以肯定，不是所有的人需要保健食品，同样，也不是所有的人都不需要保健食品。如果一个人身体非常健康，而且平时也有很好的饮食习惯、运动习惯和生活习惯，那么这样的人可以说不需要额外补充保健食

品，日常食物摄入就能满足身体对各种营养素的需求。有的人如果接受过特殊的创伤性治疗，比如大手术，或者有特殊的需求，如减肥、延缓衰老或严格素食主义者，或者是工作压力大、经常生活不规律，甚至连正常饮食都无法保证的状况，那么通过饮食就很难满足需要，这些情况下，一方面要养成良好的饮食习惯，另一方面可在医生或营养医师指导下，选择适合身体的保健食品。

保健食品只适宜特定人群调节机体功能时食用，要结合自身，对症选购。健康人群只需要做到均衡营养，膳食中的能量和各种营养素即可满足我们日常的需求，无需额外补充保健食品。

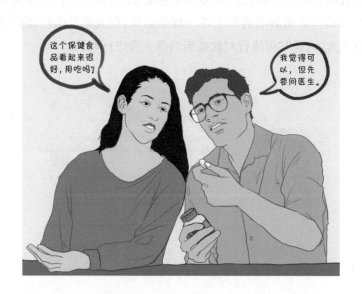

13. 吃保健食品需要像药品一样在专业人士指导下使用吗

需要，并且很有必要。

保健食品虽然是食品，但它以调节机体功能为目的，只适用于特定人群，与一般食品有所区别，使用时需按产品说明规定的人群食用。

例如：延缓衰老保健食品适宜中老年人食用，儿童不宜食用；减肥保健食品适宜肥胖人群食用，消瘦的人不宜食用。此外，使用时需注意其相应的服用

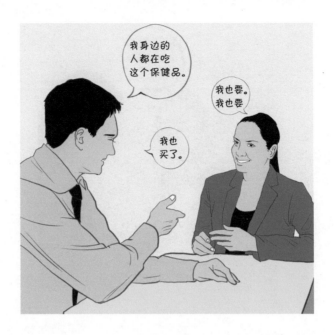

剂量、服用方式、服用周期等,不可随意使用保健品,老年人、体弱多病或慢性病患者、儿童及青少年、孕妇尤其要谨慎选择。

14. 心血管病患者保健食品该怎么吃

注重养生保健已经成为当今时代人们生活的重要内容,保健食品已经成为一部分人的常用品。那么服用保健食品最常遇到的问题就是什么时间吃,还有就是怎么吃。

食用保健食品需注意以下几点:

（1）食用保健食品要依据其功能有针对性地选择,切忌盲目食用。

（2）保健食品不能代替药品,不能将保健食品当作灵丹妙药。

（3）食用保健食品应按标签说明书的要求。

（4）保健食品包含的营养素并不全面,不能代替其他食品,要坚持正常饮食。

（5）所有超过标示有效期和变质的保健食品都不能食用。

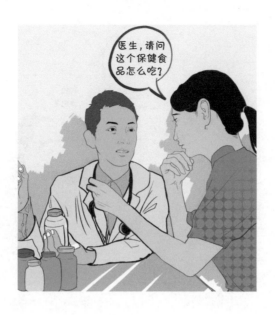

15. 能用保健食品代替药品吗

不可以。心血管病患者多需长期吃药,有些患者担心吃多了会有副作用,因此,对医生开的药自作主张不吃,却私自去购买一些保健食品来代替药物治疗。这种做法是极错误的。因为保健食品是食品而不是药品,药品是治疗疾病的,而保健食品不以治疗疾病为目的,它重在调节机体内环境平衡与生理节律,增强机体的防御功能,从而达到保健的目的。保健食品只是帮助患者补充人体所需的营养,这些保健食品绝对不是药品,不能也不可能代替药品。接受常规治疗才是控制病情、提高生活质量、延长生存期的首要选择。如果光吃保健食品,不遵医嘱服药,疾病得不到控制,就会对全身的各个脏器产生不良的影响,甚至引起并发症,贻误病情。

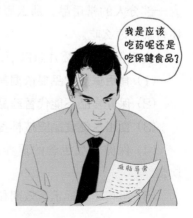

心血管病患者绝对不能用保健食品替代药品,应遵照医嘱进行药物等治疗。

16. 吃了保健食品,药可不可以少吃一点

不可以。心血管病患者可能知道保健食品不能代替药品,但部分心血管病患者担心药吃多了会有副作用,就自作主张减量服用药物,用具有类似功能的保健食品进行替代,例如有高血压患者自主减少降压药的量,大量服用辅助降血压功能的保健食品,以期通过服用保健食品达到减少服用降压药从而减少降压药带来的潜在危害作用。

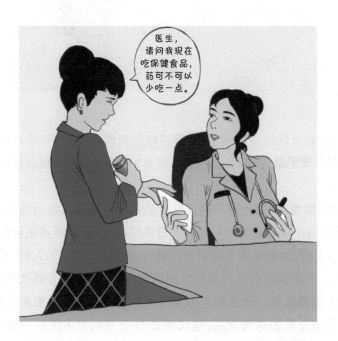

但需明确的是,保健食品是用于调节机体功能、提高人体抵御疾病的能力、改善亚健康状态、降低疾病发生的风险的,不以预防、治疗疾病为目的,仅可辅助药物使用但不能代替药品。

17. 保健食品是否需要长期服用才有功效

不是。随着人们对健康投资的日益增加,很多人经常服用保健食品。至于能不能长期服用保健食品关键看以下两点:

(1)日常保养:例如,复合维生素、钙片、葡萄籽精华等,这类以"补充"为

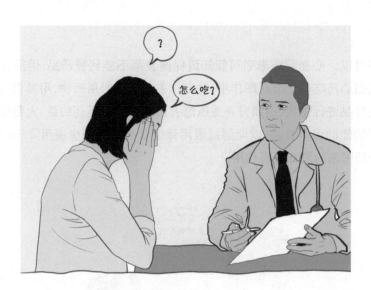

主要目的,如果身体没有特别不适,经济状况允许的情况下,是可以长期服用的。有些营养素的缺乏相对比较隐秘,缺乏的危害较大,故预防性地补充是没有问题的。

(2) 特别需要:市面上有一些保健食品是针对某些有特别需求的人群,例如:氨基葡萄糖类保健食品是针对有关节不适的人群,护肝片是针对肝脏特别需要保养的人群,血糖平衡片是针对血糖代谢有特别需要的人群,对于这些保健食品而言,如果你没有这方面的特别需要,那么就没有必要长期服用,或者说根本就没必要服用。对于检查报告提示血脂异常但不用服用药物的人群,若服用调节血脂类的保健食品,建议每 2~3 个月就要去医院检查一下血脂,如果血脂恢复正常了,就可以停用一段时间,这样既可以避免经济上的浪费,同时也有利于自身机体的调节。

关键是要了解自己,清楚自己是不是真的有必要特别"补充"这种物质。

18. 多种保健食品一起吃,是不是对心血管病保健效果更好

不一定,保健食品不在于种类多少,而在于良好的配方。

不同品牌的保健食品有效成分可能相同,那么只用吃一种即可。而不同种类的保健食品,功能多样,对心血管病起保健效果的保健食品可能也就一

种,所以也只用吃一种即可,例如葡萄籽提取物、银杏叶提取物即白藜芦醇等均有抗氧化清除自由基的作用,在选择的时候不需要重复选择。再就是部分保健食品中含有重复的成分,例如多维元素片中含有钙,钙片中也含有钙,同时吃多维元素片和钙片的时候就需要调整剂量。

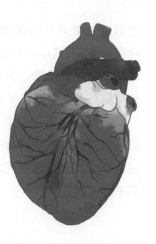

保健食品重"质"不重"量"或者种类多少,吃得多不一定能对身体起到良好的保健效果,摄入过多反而会增加代谢负担引起身体损伤,选择最合适自身的保健食品就可以了。

19. 已经在吃药或治疗了,能否吃保健食品,该如何选择

应咨询专业人士意见。随着人们健康意识的增强,越来越多的人选择吃保健食品,虽然保健食品和药品都是为了人体健康而服务的,但是这两种东西能同时用吗? 市面上的保健食品种类繁多,有的保健食品可能增加药物疗效,有的却可能和药物相冲突,轻则降低药效,重则会有副作用。以银杏叶和维生

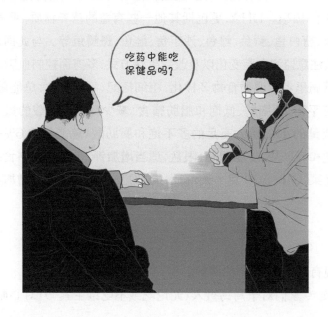

吃药中能吃保健品吗?

素 E 为主要成分的保健食品受到不少老人的青睐,但如果服华法林时用银杏叶保健食品,或吃阿司匹林期间用维生素 E,可能增强药物抗凝作用,增大出血甚至卒中的风险。但一般老百姓根本不清楚保健食品对药品的影响,因此,长期服药尤其是服用多种药的人应在专业人士指导下选择保健食品。

保健食品与药品有本质的区别,保健食品的功能是调节人体功能,辅助机体康复,应该根据自身的情况,在专业人士的指导下选择相应功能的保健食品,例如:高血脂患者可以选择辅助降血脂类保健食品,但需谨记的是,保健食品不能替代药物。

20. 经常吃深海鱼油,能降血脂吗

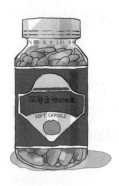

几乎不能。

传统观点认为深海鱼油中富含的 ω-3 多不饱和脂肪酸 EPA(二十碳五烯酸)、DHA(二十二碳六烯酸)对心血管病有益,而最新研究认为深海鱼油对于治疗心血管病和降低患病风险方面所能发挥的作用微乎其微。

心血管病患者可以通过选择健康的膳食模式来控制血脂。例如每周摄入 1~2 份多脂鱼。多脂鱼就是人们所说的肥鱼,这类鱼各部肌肉混合后脂肪含量高于 5.0%,它不只是含有 EPA、DHA,更包括其他一些有益的营养物质,通常食用的多脂鱼有鲭鱼、曹白鱼、鳟鱼、鲱鱼、沙丁鱼、鲑鱼、斑鳟鱼等。与此同时,高血脂患者也应该注意监测血脂变化以及改变生活方式,多方面控制血脂。

心血管病患者应遵循食物多样化,粗细搭配,平衡膳食;总能量摄入与身体活动保持平衡;低脂肪、低饱和脂肪膳食;减少反式脂肪酸的摄入,控制其不超过总能量的 1%;摄入充足的多不饱和脂肪酸(总能量的 6%~10%),适量的单不饱和脂肪酸;低胆固醇;限盐;适当增加钾;足量摄入膳食纤维;足量摄入新鲜蔬菜(400~500 克／天)和水果(200~400 克／天);增加身体活动。

21. 补充钙和维生素 D 能否预防心血管病

根据现有科学研究,不能明确。

近年来,专家们对于高钙摄入(无论吃或不吃维生素 D)对心血管病预后

的效应进行了分析。有荟萃分析显示,钙补充(无论吃或不吃维生素 D)使心肌梗死风险增加了 24%,使脑卒中风险增加了 15%。然而,另一项荟萃分析显示,钙补充(摄入或不摄入维生素 D)对冠心病事件或死亡率无显著影响。美国一些学者也评估了钙摄入量对健康成人心血管病的影响。其研究表明,在健康成人中,可耐受最高摄入量(2 000~2 500 毫克／日)内的钙摄入一般与心血管病风险无关。

在过去的 20 年里,大量的流行病学研究和观察性试验表明,维生素 D 缺乏和心血管病呈正相关。是否补充维生素 D 可以起到预防心血管病的作用? 多项有关维生素 D 补充的试验结果均未证实其具有预防心血管病的作用。所以我们需要正确看待相关性和病因关系,有相关并不代表是导致疾病的原因。维生素 D 缺乏是身体营养状况的一个标记,简单的补充单个元素,比如维生素 D,不能扭转整个体质代谢的变化,根据目前的证据,维生素 D 与心血管病之间不存在因果关系。预防心血管病需要从整体生活方式的改善开始,平衡饮食,户外锻炼不仅可以增加维生素 D 水平而且有助预防心血管病的发生。

22. 葡萄籽提取物抗氧化效果好,可以多吃点吗

不可以。葡萄籽提取物是从葡萄籽中提取分离得到的一类多酚类物质,主要由原花青素、儿茶素、表儿茶素、没食子酸、表儿茶素没食子酸酯等多酚类物质组成。葡萄籽提取物是迄今发现的植物来源的最高效的抗氧化剂之一,其抗氧化效果是维生素 C 和维生素 E 的 30~50 倍。葡萄籽提取物素来有"皮肤维他命"的美名,有许多健康益处,包括有效地抗衰老、美白祛斑以及抗过敏、抗辐射、降低胆固醇、提高认知功能、调节血压、优化体液平衡、加速伤口愈合、减少伤后肿胀、防止肌肉损伤等功效。

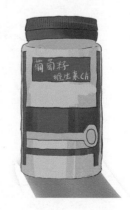

鉴于这种提取物的唯一食物来源是葡萄籽,且葡萄籽不适于直接食用,补充剂是最好的形式。虽

然葡萄籽提取物类保健食品对人体不产生任何急性、亚急性或慢性危害,遵照使用说明的要求来服用是安全的,但过量食用也会增加代谢负担,安全性很难保证。

23. 辅酶 Q_{10} 对心血管病患者是必需的吗

不是。辅酶 Q_{10} 是一种脂溶性物质,具有抗氧化和抗炎作用,可在体内合成,也可从食物中获得(鱼、肉、全谷物等)。辅酶 Q_{10} 不仅能给心脏提供动力,还具有卓越的抗氧化、清除自由基功能,能预防血管壁脂质过氧化,预防动脉粥样硬化,降低死亡率。他汀类药物在抑制胆固醇合成的同时,也会抑制体内辅酶 Q_{10} 的生成,而老年人本身易缺乏辅酶 Q_{10},服用他汀类药物更易造成辅酶 Q_{10} 缺失,因此在使用他汀药物时同时补充辅酶 Q_{10},可以迅速缓解或消除他汀类引起的药物不良反应,如认知障碍、肌痛、疲劳或肝脏损伤。

但各种心血管病的病因和发展各不相同,未必所有患者都适用辅酶 Q_{10}。此外,由于缺乏大规模、长周期试验证明辅酶 Q_{10} 的长期效果,故而不能认为补充它是必须的。心血管病患者若使用辅酶 Q_{10} 应咨询专业医师。

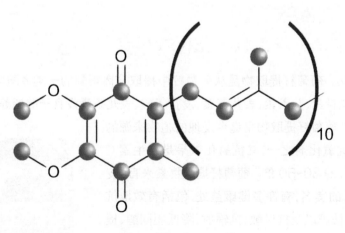

Coenzyme Q_{10}

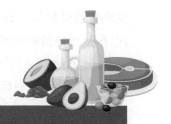

（四）减肥降脂类

1. 减肥对心血管病有好处吗

有的。

肥胖特别是以内脏脂肪过多造成的中心性肥胖，会导致胰岛素抵抗，胰岛素抵抗又会促使高血压、脂代谢紊乱、糖代谢受损等疾病的发生。胰岛素抵抗综合征会导致缺血性心脏病，造成心绞痛、心肌梗死，以及各种高血压并发症、脑卒中等。减轻体重可降低心血管病的发病风险、降血压、改善脂代谢。需要注意的是，对于肥胖的人，减肥不只是减重，更重要的是减少脂肪。

2. 锻炼是早上好还是晚上好

心血管病患者更适合晚练。

不管是对于健康人群还是心血管病患者，身体活动对健康都十分重要。适量的身体活动，不仅可以加速身体脂肪的代谢和血液循环，还可以强健体魄，锻炼心肺系统和身体其他系统的功能，因此适量和缓的身体活动有益于心血管病患者的健康。值得一提的是，国内外的科学研究都指出，上午 6~9 点间，交感神经占据主导地位，这段时间进行身体运动，容易引起血管收缩，造成血压升高，心率加速，导致血管粥样硬化斑块破裂和心律失常发

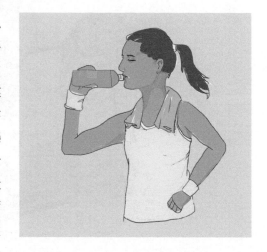

生的可能性增加,因此心血管病患者在进行身体锻炼时,需要避开这一时间段,尽量选择傍晚时候,依据自身身体素质选择适宜强度的运动项目进行身体活动,比如散步、打拳等,也可以在原有活动量的基础上,根据自身的身体情况,循序渐进地增加运动量。

3. 适合做的运动有哪些

建议做有氧运动与下肢型运动。

2007 年世界卫生组织发布的《心血管病危险因素评价和处理指南》中指出:"无论男性或女性,中年人或老年人,是否进行体力运动与心血管病发生危险及病死率均互为关联,不充足的体力运动与大约13%的心血管病病死率有关"。研究显示,规律科学的运动可以增强心血管病患者的运动耐力,改善体适能,提高患者的生活质量。心血管病患者运动的形式尽量选择有氧运动与下肢型运动,太过激烈的运动会增加心脏的负担,提高心血管病发作的风险。有氧运动主要采用中低强度的大肌群周期性运动形式,如走路、游泳、骑自行车、爬楼梯、打太极剑和打太极拳等,可随时随地进行,应用范围广,安全系数大。有氧运动的时间一般为 30~60 分钟。运动频率为 3~5 次 /周,运动强度可以参照心率、自感劳累程度等确定。有条件的情况下,在专业人士指导下进行。

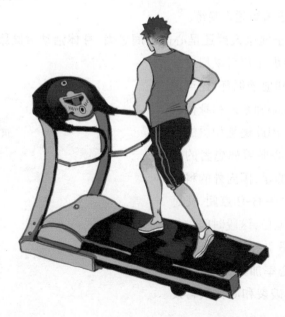

4. 低脂肪和低碳水化合物饮食哪种减肥效果好

不管是以减肥还是改善血液指标为目标,低碳水饮食与低脂肪饮食都难分高下,减肥效果差别不大。

只有均衡饮食,在合理的范围内控制热量,适当运动,才是根本。不吃谷物的高蛋白饮食,只能是暂时性的减肥计划,而长期食用高蛋白食物对健康十分不利。要严格控制油脂和添加糖的摄入,适量控制精白米面和肉类,保证蔬菜水果和牛奶的摄入充足。建议能量摄入一般每天减少 300~500 千卡,每周减重 1 千克左右。运动可以帮助保持／降低体重、减少身体脂肪。推荐每天中等强度有氧运动 60~90 分钟,每周 5~7 天,每 2 天进行一次抗阻肌肉力量训练,每次 10~20 分钟。现在通用的计算运动时间的方式是:最大心率＝220- 年龄(岁),然后将算出的最大心率乘以 60%~70% 就是适合的心率。比如 40 岁的人,最大心率＝(220-40)×(60%~70%)＝108~126 次／分钟。这也算是个性化的运动计划了。减重计划应根据个人健康、性别、体重、活动状况而不同,并且仍应继续遵循膳食指南指导,保持蛋白质、脂肪和碳水化合物的比例平衡。

5. 长期低碳水化合物 - 高蛋白饮食会增加心血管病的发生风险吗

目前认为长期低碳水 - 高蛋白饮食可能增加心血管病的发生风险,不提倡心血管病患者采用低碳水 - 高蛋白饮食模式。

超重和肥胖是许多慢性疾病的风险因素,而超重、肥胖在经济发达国家已经变得相当普遍。增加体力活动是消耗过多能量的一种方法,但是减少能量的摄入也非常重要,制订饮食计划有助于控制体重。最为流行的饮食计划就是强调减少碳水化合物的摄入,鼓励高蛋白饮食,同时也要避免高脂肪饮食。低碳水化合物 - 高蛋白饮食对短期饮食控制是有效的,过去几年间,美国医疗健康的研究结果显示低碳水化合物 - 高蛋白饮食与缺血性心脏病的发生率没有相关性,但欧洲的研究表明低碳水化合物 - 高蛋白饮食与心血管的死亡率有显著相关性,而之后雅典大学医学院卫生学、流行病学和医学统计学的研究人员在瑞典女性中进行的一项前瞻性队列研究结果显示,低碳水化合物 - 高蛋白饮食与心血管病的发生风险增加有关。

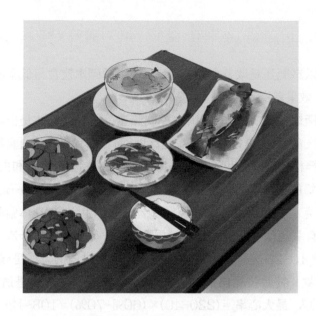

因此，目前可认为低碳水 - 高蛋白饮食可能增加心血管病的发生风险，不提倡心血管病患者采用低碳水 - 高蛋白饮食模式。

6. 可以采取轻断食减肥吗

心血管病患者轻断食减肥要慎重。

轻断食法，学名间歇性断食法 (Intermittent fasting)，按照字面上的意思就是，不是连续很多日子不吃东西，而是间歇性或周期性地在一定时间内热量摄入大大低于正常一日饮食的水平。常见的轻断食操作法有隔天断食法和限时进食法等。2019 年国际顶级医学期刊《新英格兰医学杂志》的文章认为，轻断食减肥法对肥胖、糖尿病、心血管疾病、癌症以及神经系统疾病都有改善效果。不过，轻断食的有益效果来自轻断食带来的减脂作用，而禁食的方法常常以丢失水分和肌肉为代价，如果同时造成肌肉流失，则可能会抵消减脂带来的好处，因此心血管病患者建议在由专业医生指导下进行轻断食，切不可盲目跟风。

7. 生酮饮食减肥安全可靠吗

心血管病患者采用生酮饮食减肥不是一个安全可靠的方法。

生酮饮食是指选择脂肪比例高、碳水化合物比例低,蛋白质和其他营养素比例合适的配方饮食。不同于传统的以碳水化合物供能为主的饮食模式,生酮饮食是一种以脂肪供能为主的饮食模式,主要由脂肪代谢产生的酮体为机体供能。心血管病患者通常血脂水平较高,依照均衡营养的膳食模式,这类人群的饮食应该符合低脂肪、低热量、营养充足的原则,因此心血管病患者的脂肪摄入需要严格控制。生酮饮食模式中,食物含有过量的饱和脂肪,而过量的脂肪摄入会影响心血管病患者的身体健康;除此之外,由于生酮饮食中碳水化合物、蛋白质和其他营养素的含量相对较少,这将会引起营养素的摄入不均衡,可能导致营养不良而影响身体各系统功能的正常运作发挥。总而言之,心血管病患者应该听从专业临床医生和营养师的建议,在合理控制饮食的情况下结合适量的运动,达到控制体重的目的。所以选择生酮饮食要慎重。

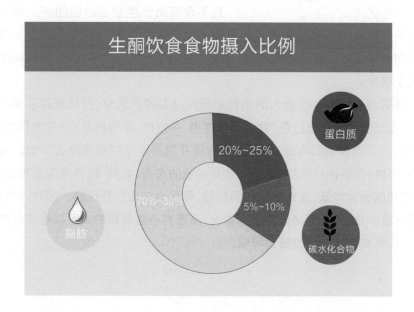

8. 吃素对心血管病有好处吗

适当吃素食对心血管有保护作用,但全素不建议,要均衡饮食。

心血管病患者一大特点是长期摄入较多的饱和脂肪,如经常大鱼大肉,蔬菜水果摄入不足。综合研究结果显示,素食确实可通过降低非高密度脂蛋白胆固醇、血压等心血管病风险因子的水平来降低心血管系统疾病的发病风险。

素食中富含抗氧化物质有助于保护心血管,如维生素、胡萝卜素、番茄红素、茶多酚等,膳食纤维也有降低心血管病风险的作用。

但也有研究表明,完全吃素反而由于营养不均衡增加患心血管病的风险。要知道的是胆固醇不是越低越好,而维生素 B_{12} 和高密度脂蛋白胆固醇是保护心血管的重要物质。素食中缺乏维生素 B_{12},且不含有高密度脂蛋白胆固醇。完全吃素容易导致 ω-3 脂肪酸和部分 B 族维生素等营养素缺乏,降低高密度脂蛋白胆固醇会增加患心血管病的风险;还会使血液中胆固醇水平过低,导致脑出血的风险增高。

其实对心血管危害最大的是长期摄入过多的胆固醇,而其来源主要为红肉(指在烹饪前呈现出红色的肉,如猪瘦肉、牛瘦肉、羊瘦肉等)中的饱和脂肪,但因红肉中饱和脂肪含量较少,少量食用并增加运动对健康危害不大。另一方面,白肉(指肌肉纤维细腻,脂肪含量较低的肉类,如鸡、鸭等禽肉及鱼、海鲜等)饱和脂肪含量低,富含不饱和脂肪酸,可作为红肉的替代品。因此,保持健康应注重饮食均衡,不必过分追求素食;而患有心血管病的人可以选择白肉替代红肉,养成科学合理的膳食习惯。

9. 酵素可以预防心血管病吗

尚无依据证明有效。

酵素是指以动物、植物和菌类等为原料,经微生物发酵制得的含有特定生物活性成分的产品。部分酵素产品具有抗氧化作用,属于一般的保健品,但是其预防心血管病的效果尚待研究,目前尚无证据表明酵素对心血管系统的作用。

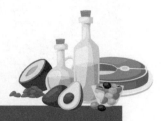

（五）生活方式类

1. 饭后多久吃药

心血管病患者适宜在饭后 30 分钟左右服药。

饭后 30 分钟左右,人体胃酸分泌减少,而且此时胃部血流量供应充足,选择这一时间点服药,一方面可以借助胃内食物形成的保护膜,减轻药物对胃部的刺激作用,另一方面可以借助食物的吸收过程将药物运输到特定的身体部位,提高药物转运效率,有助于药效发挥。心血管病患者常用药物中,如对胃黏膜刺激性较大的阿司匹林,借助食物吸收过程从而提高生物利用度的心得安、地高辛等药物,饭后 30 分钟左右服药不仅可以借助食物保护膜、减轻药物对胃部的刺激,而且可使药效得到更有效的发挥。心血管病患者如需要同时服用多种药物,不同药物之间也可能会存在相互作用,这种情况下应该查阅说明书或咨询临床医生,合理安排服药时间。

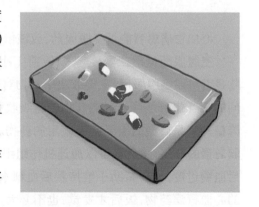

2. 应该早上吃药还是晚上吃药

应依据具体的药物分类,合理安排服药时间。

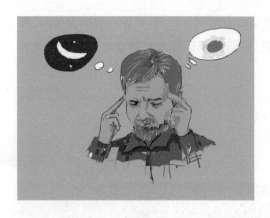

心血管病患者常用药主要包括高血压类药物、心衰药(利尿剂)、降血脂药和抗心律失常药物这四类。心血管病患者应依据具体的药物分类,合理安排服药时间。对高血压类药物而言,由于人体血压值在早晨和晚上会呈现两个高峰,长效降压药通常选择在早上服用,有些降压药的药效不足以维持 24 小时,还需要在晚上加服一次;常见的心衰药如利尿剂,通常要求早上服药,这样可以使尿量集中在白天排出,不会影响夜间的休息;由于夜间胆固醇的合成速率要明显高于白天,因此他汀类降血脂药物,通常选择在晚上服用,可以降低人体夜间胆固醇的合成量,从而达到降低血脂的效果;抗心律失常的药物,长效药物每天服用一次且没有固定的服药时间,短效药物则服用时间较为固定,比如早晚各服用一次或一日服用三次。心血管病患者的具体服药时间,还是应该依据自身服药情况,遵循医嘱,科学服药。

3. 空腹能吃药吗

心血管病患者能否空腹服药,应该依据具体药物而定。

空腹服药是指在早晨起来、饭前 1 小时或饭后 2 小时服药。心血管病药物是否可以空腹服用,主要取决于药物对胃部的刺激性大小,以及食物与药物间的相互作用是否会影响药物转运吸收和药效发挥。心血管病常用药物中,降糖药就是典型的需要空腹服用的药物。饭前服用降糖药,可以促进就餐时胰岛素的分泌,胰岛素可以加速机体组织细胞吸收并利用葡萄糖,从而避免餐后血糖过度升高,有助于维持餐后血糖水平稳定。如果空腹时忘记服用相应的心血管病药物,饭后才发觉,也不必太过紧张。在这种情况下,应该咨询临床医生并告知所服用的心血管病药物名称,听从临床医生的建议,确定是否能够饭后补服以及补服的剂量。

4. 偶尔忘记服用心血管病药物对身体影响大吗

影响不大。

治疗心血管病的药物,如治疗高血压的药物,通常是需要终身服用的,但是在日常生活中,心血管病患者会因为一些原因偶尔忘记服药,发生这种情况不需要慌张,偶尔忘记服药问题不大,并不会对身体产生较大的影响。不过虽然问题不大,但不代表可以经常漏服。

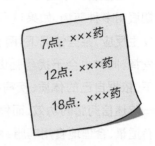

心血管病患者每天都需要服药,而且往往需要在不同的时间段服用不同的药物,在有其他事情干扰的情况下,很有可能会忘记服药。为了避免漏服药物,我们可以采取一些小妙招,例如在家中和办公室各准备一份药物,将药品摆放在显眼的位置,在手机上设定闹钟、备忘录,或者在冰箱门上贴上便利贴等方式来提醒自己服药,或者也选择药效更持久、每天仅需服用一片的缓释片来减少每天的服药次数,从而降低忘记服药的概率等,这些办法都可以避免忘记服药。

5. 药膳可以当饭吃吗

心血管病患者不能把药膳当饭吃。

药膳是将中医药理论和我国饮食文化相结合,将中药和食物按照一定比

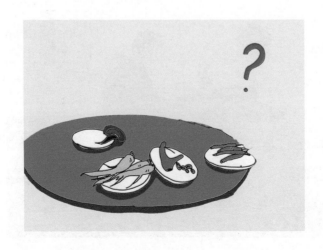

例配比、烹制出来的具有疾病防治和保健作用的特殊饮食,药膳饮食是我国特有的饮食文化。

　　心血管病患者不可以将药膳当饭吃,这是因为心血管病患者通常需要长期服用多种药物,如果过量食用药膳,药膳中的中药成分可能与心血管病药物发生反应,某些情况下,两者之间的相互作用不仅会影响心血管病药物的药效发挥,同时也会干扰药膳滋补养生的功效。心血管病患者应该在医生的指导下,依据自己的体质、疾病状况来配制和食用药膳,而且食用不可过量。如果一味迷信药膳的功效,而停止服用心血管病药物,可能会影响疾病的治疗。只有适量、合理地食用药膳,才可以发挥药膳养生保健的作用。

6. 冬季需要额外进补吗

　　心血管病患者冬天可以额外进补,但是在进补时要注重各类食材的合理配比,遵循膳食平衡原则,过量进补或者食材配比不合理都不可取。

　　心血管病患者在冬季进补时,需要先咨询中医药学专家并根据个人体质,选择适宜的食材进补;其次,冬季进补时同样要注意遵循膳食均衡原则,不可食用过多高脂肪、高热量的食物。进补过多高脂高热量的食物,如牛羊肉等,会导致机体的脂肪摄入超标,导致体内胆固醇含量和血脂水平升高,这可能会增加中风等急性心血管事件的发生风险;另外,由于冬季的气温低,人体冬季的血压要高于其他季节,因此心血管病患者要注重冬季保暖和充足睡眠,这样

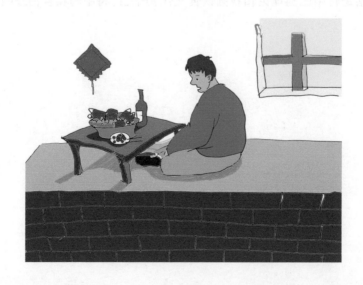

有助于保持血压水平稳定,要知道冬季良好的作息和生活习惯也是一种特殊的进补方式。

7. 应该怎样监测血压

心血管病患者需要科学、长期规律地监测血压。

科学监测血压,指的是要使用测量准确的血压计,按照规范的测量方法进行测量。使用电子血压计时,还应该定期对其进行校准。在正式测量前,应先休息五分钟,避免运动、紧张等因素对血压测量结果造成干扰。在测量时,可以采用坐位或者卧位,并保证上臂与心脏在同一水平线上。

长期规律监测血压,指的是心血管病患者应该固定时间,在每天的早上和晚上分别测量一次血压,每次测量2~3遍,每一遍测量应间隔1~2分钟。对于血压控制较稳定的心血管病患者,也可以选择一周中的某一天进行血压的测定。在进行测量之后要养成记录的习惯,当发现血压水平和以往有较大差异时,应及时前往医院测量血压进行核实,以确定是否需要调整降压药的种类和服用剂量。

8. 水银血压计和电子血压计测血压差别大吗

整体差别不大。

很多研究结果表明,合格的上臂式电子血压计测量出的血压基本上与传统的水银血压计一致,完全可以作为患者日常监测血压的工具,不过要在使用过程中特别注意规范操作,因为它在读取血压数值时是依靠仪器自动完成的,没有专业人员通过听诊器听取血压值的环节,所以操作细节正确对血压值的准确性影响很大。对于电子血压计,《中国血压测量指南》不

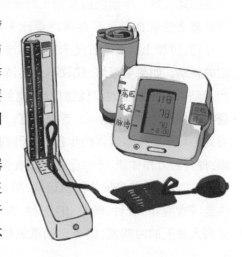

推荐腕式电子血压计的临床应用,因其准确性不如上臂式电子血压计。想要获得准确的血压值,需注意以下几点:

(1)测量时间:每天在同一时刻测量,早晨可选在"起床后1小时内""排尿后""服用降压药前"和"早餐前"几个时段测量,晚上可在"睡觉前"测量。

(2)袖带绑缚的位置:袖带的下缘一定要在上臂肘窝上2~3厘米处。采取坐位,臂带要与心脏处于同一高度,上臂尽量裸露。

(3)袖带绑缚的松紧:绑缚好后能并排伸进去1~2根手指。

(4)测量前至少休息5分钟,保持心情平静,深呼吸,避免测量前剧烈运动。

(5)测量过程中保持安静,不要说话。

(6)测量时应测量2次,每次间隔1分钟,取两次的平均值做好记录。

电子血压计的优点:比较简单,患者自己一个人或是没有学习过专业医学知识的人,都可以按照说明书来进行测量,而且它有记忆存储功能,长时间记录结果,便于调阅,同时能够进行心率的测量。但是,对于肥胖的人、脉搏细弱的人、患有心律失常的人等,由于脉冲过弱或是紊乱,传感器可能接收不到信号或是接收到不稳定的脉冲信号,导致读取的血压数值有很大的误差,所以这些人还是选择水银血压计较好。

9. 心血管病患者适合晨跑吗

不建议。

因为早晨人体血液黏稠度较高,有高血压或者心血管病的人还是不要选择晨练比较好。早晨饭前血糖正处于低水平,晨跑血糖进一步降低,不利于糖尿病患者控制血糖。早晨慢跑要比午后或傍晚慢跑分泌的肾上腺激素量多2~4倍,再加上早晨心脏还未能正常地工作,所以晨跑有可能使心脏出现不规则的跳动。如果要晨练,建议不要尝试过于激烈的运动,可以选择快步走。快步走是指中等强度的步伐速度,感觉到呼吸速度和心跳明显加快。快步走是最简单最优良的身体活动,老少皆宜。快步走适合所有人,而且提供多种保健益处。如果坚持有规律的步行,一段时间后,一定能得到意想不到的愉快和健康,提升耐力和体能。《中国居民膳食指南》推荐,成人的主动身体活动量平均每天6 000步,若是换作其他运动,相当于做瑜伽40分钟,打太极拳60分钟,快走或慢跑40分钟,骑车40分钟,游泳30分钟以及打网球30分钟。将运动列入每天的时间表,培养运动意识和习惯,有计划安排运动循序渐进,逐渐增加运动量,达到每天建议量,寻找和培养自己有兴趣的运动方式,并多样结合,持之以恒,把天天运动变为习惯。

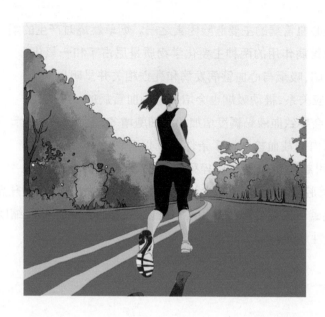

10. 熬夜对心血管病有影响吗

有影响。

熬夜会造成人体内分泌系统紊乱,免疫功能低下。熬夜时,肾上腺素等激素分泌量比一般情况下高,血液流动速度慢,血液的黏稠程度也会变高,新陈代谢的压力增加,进而产生慢性疾病,如高血压、糖尿病等。长时间熬夜、生活习惯不好,会造成血管损伤,生活习惯不规律的人患上心脏疾病的几率也会变得更高。熬夜时生物钟紊乱,交感神经过度兴奋,使心跳加速,引发室速、室颤,可造成心源性猝死。此外,熬夜还有很多其他危害,例如容易疲劳、头痛、注意力无法集中、肝功能异常、视力下降等。因此心血管病患者不宜熬夜,应该注意早睡早起,定时睡觉。

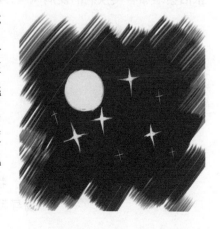

11. 心血管病患者可以吸烟吗

不可以。

吸烟是心血管病的主要危险因素之一。烟草燃烧时产生的烟雾中致心血管病作用的两种主要化学物质是尼古丁和一氧化碳。研究证明,吸烟与心血管病发病和死亡相关并呈明显的剂量-效应关系,被动吸烟也会增加患心血管病的危险。吸烟会导致血液黏稠度增加和红细胞增多,从而为血管内形成血栓创造了条件。冠心病患者吸烟,可能引起心室颤动甚至猝死。尼古丁会使血管收缩、管腔变细、血流量减少,周围小动脉的阻力增加,血压升高。吸烟产生的一氧化碳可诱发心律失常和心室纤颤,直接抑制心肌的收缩以及引发心肌细胞的变性坏死。

12. 听说饮酒可以活血,那饮酒对心血管病有好处吗

患有心血管病的人不宜饮酒。

人们在节日、喜庆或者交际的场合往往要饮酒,但是一定要限量地饮酒,尤其是心血管病患者。如果能避免饮酒则为最佳。有研究显示,喝酒与各类心血管病保持正相关。在这些疾病上,喝酒是没有一个安全阈值的。只要喝酒,其疾病风险就高于那些不喝酒的健康人,即使酒精摄入很低(10~15克／日),依旧会增加各类疾病的发病风险,尤其是肝损伤以及女性的乳腺癌发病风险。

肝脏是分解酒精的重要器官,一次性大量饮酒会造成肝脏代谢紊乱,并会导致脂肪肝、肝硬化等问题。大多数的心血管病患者都伴随着肥胖的问题,而肥胖是损害肝脏健康的一把利器;另外出于控制病情的需要,心血管病患者必须长期服用多类药物,如调血脂药物、控血压药物、降糖药物等,常年服药容易导致药物性肝损伤,饮酒则会加剧对肝脏的损

伤。酒，尤其是高度白酒，含能量高，几乎不含其他营养素，会伤害胃肠黏膜，并会影肝脏和胰脏的功能，进而影响营养素的消化吸收及利用。过量饮酒还会增加高血压、中风、乳腺癌和消化道癌症及骨质疏松的危险。此外，喝酒会使人神经系统变得兴奋，心跳加快，使心脏的工作量增加，给血管造成一定的压力，导致血压上升；同时酒精会兴奋交感神经，抑制副交感神经，导致心率提高。心率的突然升高对心血管病患者来说是一个潜在的危险，可能会诱发心律失常。

因此，最新证据表明正常成人不宜饮酒，更加不提倡已经罹患心血管病的患者饮酒。

13. 打麻将是有益健康还是有害健康

心血管病患者打麻将要掌握尺度，避免长时间打麻将，避免过度疲劳和情绪刺激，以免加重病情。当患者玩麻将娱乐时间过长时，情绪过度喜怒，极易使患者的血压突然升高，心脏及大脑等重要器官的供血、供氧等发生障碍，加重原有的病情，甚至诱发脑出血、急性心肌梗死等严重的并发症。因此，对于已有心血管病的人来说，玩麻将、玩纸牌等娱乐一定要注意适度，否则将影响身心健康，患者甚至可发生不测。

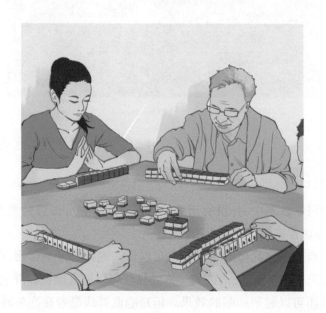

14. 可以唱卡拉 OK 吗

可以但是要注意适度。

唱歌时注意不要过度用力。唱歌可以调节心情或消除压力,对于患有心血管病的人来说,卡拉 OK、合唱没有什么问题,但要注意发声时不要用力过度,合理安排唱歌时间,时间不要太长,注意场所通风情况。由于唱歌过度激动会使精神兴奋或紧张,可能会导致心绞痛发作。

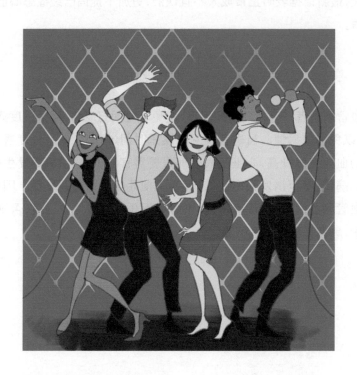

15. 泡脚会影响血压吗

当前的科学数据中,并没有研究结果显示泡脚和心血管病发生之间存在关联,所以心血管病患者是可以泡脚的。

虽然目前还没有具体的科学研究可以证实泡脚的保健作用,但由于脚部的血管和神经分布丰富,正确的泡脚方式往往可以使人放松和舒缓身心,特别是睡前泡脚还可以起到助眠的效果。但是心血管病患者在泡脚时,需要特别注意水温,尤其是高血压人群,泡脚时的水温不宜过高,水温过高,会引起体表毛细血管扩张,进而引起全身血液向体表流动,造成高血压人群的脑部和心脏供血量减少,导致血压波动,不利于维持血压稳定。

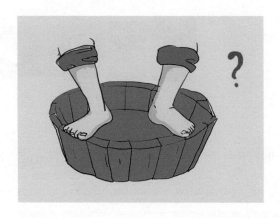

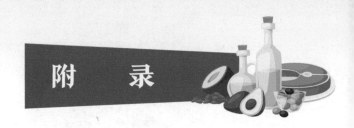

附录丨 高血脂／动脉粥样硬化／冠心病膳食方案

食物类别	摄入量／(克·天⁻¹)	选择品种	减少、避免的膳食品种
谷类	250~400	标准粮(米、面)	精粮(米、面)、糕点甜食、油炸油煎食品
肉类	75	瘦猪、牛、羊肉，去皮禽肉，鱼类	肥肉、加工肉制品(肉肠类)、鱼子、虾蟹黄、鱿鱼、动物内脏
蛋类	3~4个／周	鸡蛋、鸭蛋蛋清	蛋黄
奶类	250	脱脂／低脂鲜牛奶、酸奶	全脂牛奶、奶粉、乳酪等奶制品
大豆	30~50	黄豆，豆制品(豆腐150克、豆腐干45克)	油豆腐、豆腐泡、素什锦等
新鲜蔬菜	400~500	深绿叶菜、红黄色蔬菜、紫色蔬菜	
新鲜水果	200	各种新鲜水果	加工果汁、加糖果味饮料
食用油	20	橄榄油、茶油、低芥酸菜籽油、豆油、花生油、葵花子油、芝麻油、亚麻籽油	棕榈油、椰子油、奶油、黄油、猪油、牛羊油，其他动物油
添加糖类	<10	白砂糖、红糖	
盐	<6	高钾低钠盐	酱类、腐乳、咸菜等腌制品

附录 2　高血脂 / 动脉粥样硬化 / 冠心病患者食谱举例

餐别	初级版膳食食谱	进阶版膳食食谱
早餐	低脂牛奶 250 毫升,燕麦片 25 克煮粥,二面花卷(玉米面 25 克、白面 50 克)	低脂牛奶 250 毫升,燕麦片 25 克煮粥,二面花卷(玉米面 25 克、白面 50 克)
午餐	清蒸鱼 120 克带骨、香菇油菜 200 克、大米 150 克、油 15 克	清蒸鱼 120 克带骨、香菇油菜 200 克、大米 150 克、油 10 克
下午加餐	橘子 2 个	橘子 2 个
晚餐	打卤面(西红柿 150 克,鸡蛋 30 克,蛋清 1/2 个,黄花菜、木耳少许,魔芋面条 150 克);拌芹菜 100 克,香干 50 克,油 15 克	打卤面(西红柿 150 克,鸡蛋 30 克,蛋清 1/2 个,黄花菜、木耳少许,魔芋面条 150 克);拌芹菜 100 克,香干 50 克,油 10 克

附录 3　DASH 饮食介绍

　　DASH 饮食,是一种为预防高血压而设计的长期健康饮食方式。它建议人们减少饮食中钠的摄入,并且多吃富含钾、钙、镁的食物。饮食原则主要包括:①保证足量的蔬菜水果和低脂奶制品摄入;②减少饱和脂肪、胆固醇和反式脂肪含量较多食物的摄入;③保证适量的全谷物、鱼、禽肉和干果类食物摄入;④控制钠、甜点、含糖饮料和红肉的摄入。DASH 饮食食物份数及不同能量摄入下的 DASH 策略见附表 1、附表 2。

附表 1　DASH 饮食食物份数表

食物组	每日份数	每份大小
谷物(全谷物制品为主)	6~8	1 片面包;30 克的干燥谷物;半碗米饭、意面或谷物
蔬菜	4~5	一碗新鲜绿叶蔬菜;半碗新鲜切碎蔬菜或半碗烹饪的蔬菜;半碗蔬菜汁

续表

食物组	每日份数	每份大小
水果	4~5	1 个中等大小水果;1/4 碗干燥水果;半碗新鲜、冰冻或罐头水果;半杯果汁
脱脂或低脂牛奶或奶制品	2~3	1 杯牛奶
瘦肉类和鱼	≤ 6	30 克烹饪的猪肉、牛肉或鱼;1 个鸡蛋
坚果、种子和豆类	每周 4~5	43 克坚果;1 勺花生酱;半碗豆类食品
脂肪和油类	2~3	1 勺软黄油、植物油或沙拉酱
糖果和添加糖	每周<5	1 勺糖或果酱;半碗冰淇淋;1 杯加糖果汁

注:表中 1 杯(碗)=240 毫升,1 勺 =15 毫升。

附表 2　不同能量摄入下的 DASH 策略

食物组	份 / 天 1 600 千卡 / 天	份 / 天 2 600 千卡 / 天	份 / 天 3 100 千卡 / 天
谷物	6	10~11	12~13
蔬菜	3~4	5~6	6
水果	4	5~6	6
脱脂奶及奶制品	2~3	3	3~4
肉类	3~6	6	6~9
坚果、种子和豆类	3/ 周	1	1
脂肪和油类	2	3	4
糖类	0	<2	<2

附录4　地中海饮食介绍

地中海饮食只是一些健康饮食的原则,而不是具体的食谱。当我们希望实行它来促进身体健康、降低各种慢性病的风险时,重要的是遵循它的理念和原则,而不必拘泥于某种特定的食物或者某个食谱。考虑到中国人的身体情况,可以从以下方面努力:

(1) 多吃蔬菜、水果和全谷物,让这些植物性食物占食谱的大部分。对于食物,尽量食用新鲜或轻度加工的,避免进行深度加工。

(2) 适量食用坚果。花生、核桃、板栗等坚果类食物可以作为零食,它们含有丰富的膳食纤维、蛋白质和不饱和脂肪。在选择这些食物时,选择简单加工的,避免加盐、加糖的。

(3) 避免饱和脂肪。猪油、牛油、黄油、奶油是常见的饱和脂肪来源。地中海饮食中多用橄榄油,这对于中国居民来说过于昂贵,且质量难以保证。含不饱和脂肪的植物油,比如菜籽油,经济实惠,可以代替橄榄油来进行烹饪。茶籽油、玉米油、芝麻油、葵花子油、大豆油,也都是不错的选择。

(4) 尽量少用盐和糖来调味。日常生活中可以用其他调料、香料来改善食物的口味,比如胡椒、大料、花椒、辣椒、蘑菇、陈皮、桂皮等。

(5) 多吃鱼类,每周至少两次。多吃鱼肉有益身体健康,但要注意鱼的来源,避免鱼被重金属污染。尽量采用清蒸、清炖等烹饪方式,避免煎、炸等高温多油的烹饪方式。

(6) 限制红肉的食用。减少猪肉、牛肉、羊肉等红肉的食用,限制到每天一次或更少。可以用鸡肉、鸭肉、鱼肉等来代替红肉。避免深加工的红肉,比如香肠、腊肉、腌肉、罐头等。

(7) 适当食用低脂奶制品,比如低脂牛奶、酸奶、奶酪等。

(8) 关于饮酒。没有喝酒习惯的人就不要沾酒;有喝酒习惯的人饮酒要适量;已患有心血管病的患者不建议饮酒。以葡萄酒为例,这个适量是指:成年女性和超过65岁的男性每天饮用不超过150毫升,年轻男性每天饮用不超过300毫升。如果不能把喝酒的量限制到上述范围,或者个人及家族中有酗酒历史,或者有心脏、肝脏疾病,那么就应该避免包括葡萄酒在内的任何含酒精饮料。

附录5 家庭健康菜烹饪食谱举例

孜然猪肉脯

材料

原料:瘦猪肉250g。

调料:料酒8ml,盐1.5~2g,孜然粉15g。

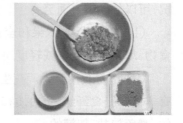

制作方法

1. 将瘦猪肉用粉碎机打成肉泥;
2. 猪肉泥加盐、料酒、孜然粉顺一个方向用力搅拌,腌制半小时;
3. 取烤盘,烤盘底部铺好锡纸,把腌制好的肉泥分成6份,取一份放在锡纸上,盖上保鲜膜,用擀面杖擀成厚薄一致的肉片后撕去保鲜膜;
4. 烤箱180摄氏度预热,烤盘放入预热的烤箱中层,上下火,烤8分钟;
5. 将烤盘取出,倒出烤盘里的水份,将肉片翻面,然后再入烤箱烤5分钟;
6. 取出,将肉片翻面,再次放入烤箱,烤5分钟左右;
7. 取出,冷却后从烤盘纸上取下,剪成需要的大小即可。

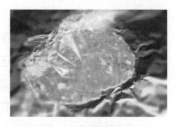

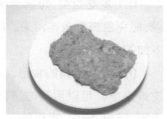

专家说:

1. 选用瘦肉,营养丰富
   瘦肉含有丰富的蛋白质、维生素A、B族维生素、铁、锌,相比肥肉、五花肉,脂肪含量低,更为健康。尤其要提到的是,红肉中的血红素铁,最易被人体吸收,对于女性和儿童来说,是补铁的好选择。
2. 自制猪肉脯,三高不担心
   DIY配方中不含油,仅放入少量盐等调味品,相较市场上购买的猪肉脯,大大减少了油和钠的摄入,也不存在各种食品添加剂。

注:红肉指的是在烹饪前呈现出红色的肉,如猪肉、牛肉、羊肉、鹿肉、兔肉等所有哺乳动物的肉。

水煮芹菜肉丝

材料

原料：芹菜 8 两,猪腿肉 3 两切丝,红甜椒一个切丝,
　　　水发木耳 1 两切丝。

调料：花生油 5ml,料酒 5ml,盐 5g,鸡精 2g,胡椒粉
　　　2g,生粉 5g。

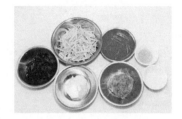

制作方法

1. 芹菜去叶洗净切寸段,猪腿肉、水发木耳和红甜椒切丝备用;

2. 将肉丝放入碗里,加入盐 1g,料酒 5ml,胡椒粉 2g 拌匀,加入生粉 5g 再拌匀,腌制 15 分钟;

3. 锅里加入 1 000ml 水,水烧开将腌制好的肉丝倒入锅中,用筷子将肉丝滑散,等水开后将肉丝捞出,沥干水分备用;

4. 将锅洗干净加入 1 500ml 水,将水烧开,加入花生油 5ml 和盐 4g,将木耳丝倒入水中;

5. 水开后,将肉丝和芹菜倒入水中;

6. 水开后,将红椒丝倒入水中,再加鸡精 2g,水开之后就可以捞出来装盘了。

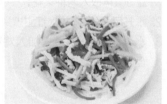

专 家 说：

1. 芹菜益健康
　芹菜富含纤维素,对于饮食油腻的现代人,纤维素能有效降低糖分、油脂的吸收,有利于控制血糖、血脂,还有利于肠道蠕动,预防便秘,降低肠道癌症的发生风险。

2. 水煮好处多
　水煮的蔬菜更嫩滑、更入味,口感也好。
　水煮的温度比煎、炒得多,减少了蔬菜中维生素的破坏。
　相较传统烹饪的煎、炒方式,水煮大幅度减少了油和盐等调味品的使用,避免因油盐摄入过多引起高血脂、高血压等问题。
　水煮不会产生油烟,减少室内 PM2.5 污染。

水煮十字花

十字花是什么？没错就是图中的有机花菜和西蓝花，它们都属十字花科植物，有研究表明这类植物含有抗癌物质，存在预防癌症的可能。

今天就向您推荐一道简单的：水煮花菜和西蓝花。

材料

原料：花菜 4 两，西蓝花 3 两，红甜椒一个切片。

调料：盐 5g，鸡精 2g，花生油 5ml。

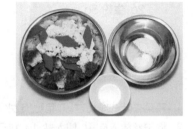

制作方法

1. 炒锅里加入 1 500ml 水，水烧开放入花生油 5ml、盐 5g，再放入两种菜花；
2. 水开后一分钟，放入红甜椒片；
3. 水再次烧开一分钟，加入鸡精，捞出来就可以装盘咯～

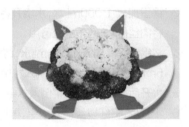

为什么要水煮？

1. 相比传统烹饪的煎、炒方式，大幅度减少油和盐等调味品的使用，避免中国人群普遍油盐摄入过多引起的高血脂、高血压问题。
2. 水煮的温度比煎、炒低得多，减少了蔬菜中维生素的破坏，提供机体吸收更多维生素的机会。
3. 煎、炒产生的油烟是室内 PM2.5 污染的重要来源，采用水煮的方式就可以完全避免啦。
4. 水煮的蔬菜更嫩滑、更入味，口感也好。

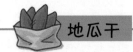 地瓜干

地瓜干是市面上常见的小零嘴,但是市场上卖的总是加了添加剂的,其实制作地瓜干特别方便,什么调味品都不用加,没有微波炉或烤箱也可以!

 材料

红薯 8 两(地瓜就是红薯,大家都懂得吧)。

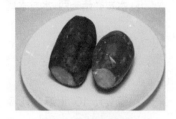

 制作方法

1. 红薯洗净,放蒸锅里蒸约 20~30 分钟(筷子可以轻松穿透即可);
2. 放凉后去皮,切成 1cm 厚片;
3. 将红薯平铺在盘子中
   使用烤箱的:用 200 摄氏度上下火烤 15 分钟后翻面,再烤 15 分钟;
   使用微波炉的:用高火 10 分钟,翻面后再高火 10 分钟;
   没有烤箱和微波炉:放在通风处风干一晚,然后阳光下暴晒两三天,要留意红薯干的软硬程度,晒干后密封保存,尽快食用。

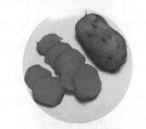

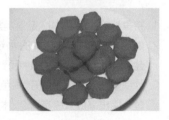

 营养特点:

1. 地瓜是粗粮,有利于避免肥胖和糖尿病
   春节里不免酒席大餐,荤腥摄入大大增加。地瓜中膳食纤维丰富,饱腹感强,减少肠道对脂肪的吸收,增加肠道蠕动,维持肠道健康;另一方面,地瓜的升糖指数低,也就是说,吃下后不会使血糖大幅上升,有利于控制血糖。可以每天吃 50g,使膳食粗细搭配,均衡全面。
2. 地瓜干制作不额外添加调味品,不增加油和糖的摄入,健康又美味。

酸辣水煮鱼

材料

原料：青鱼中段肉切片一斤左右；

配料：水发香菇一两，水发木耳一两，葱段、姜丝少许。

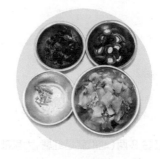

调料：葱姜汁 10ml，麻油几滴，胡椒粉 6~8 克，料酒
　　　20ml，盐 5g，生粉 5g，鸡精 2g，香醋 30ml

（葱姜汁是啥？将姜末和葱花用水浸泡半小时，并用手
揉捏，出来的汁水就是啦）

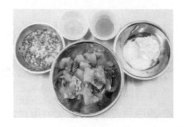

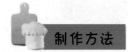

制作方法

1. 将鱼片放入碗里，加入盐、料酒、葱姜汁腌制 15 分钟；
2. 然后炒锅里加 500ml 的水烧开，放入香菇、木耳、
　　盐、鸡精待水烧开 2 分钟后倒入大碗里待用；
3. 炒锅里加入半锅水烧开，将鱼片一片一片地入锅，把
　　鱼片捞出来放入盛有香菇、木耳的大碗中，加入胡椒
　　粉和醋，摆上葱姜丝，淋上几滴麻油就可以啦。

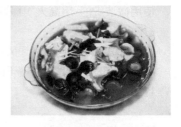

专家说：

1. 鱼肉含有丰富的蛋白质，其所含脂肪以可以保护心脑血管的不饱和脂肪为主；
2. 相比煎、炒的方式，水煮鱼放油少，又增加了醋和辣的调味，丰富口感，使盐的使用量减
　　少，有利于维持健康血压。